SHODENSHA
SHINSHO

医者がすすめる背伸びダイエット

佐藤 万成

JN262755

祥伝社新書

はじめに

私のクリニックで全国的にも珍しい「ダイエット外来」を開設して、はや六年が経過、今までに二〇〇〇人を超える方の肥満指導を行なってきました。

じつはこのダイエット外来については、何の広告宣伝もしていないのです。しかし、これだけの人数の方が来られたのは、すべて「あそこは確実に痩せることができる」という口コミによるものです。

とりもなおさず、このダイエット外来で、信じられないくらいに痩せていく人が続出したのです。

「そんなに効果のあるダイエット外来なんか聞いたことはない」「何か特別に変わったことをしているのか」とよく聞かれますが、いたってごく普通の食事指導、運動指導をしただけなのです。

外来に通ってくる皆さんが口にすることは「痩せないとひざに負担がかかって、痛くて大変。ウォーキングとかしたいけどひざが痛くて歩けません」とか、「腰痛で整形のお医者さんに診《み》てもらうと、『太っているから腰に負担がくるんだ。とにかく痩せれば痛みが軽くなる』と言われたけれど、腰が痛くてまったく運動できないのです」とか、「運動したくても仕事から帰るともうクタクタ。風呂に入ってビール飲んで食べて寝るだけで精いっぱいです」とか、「運動する時間があるのは休みの日だけですが、休みになると仕事の疲れがどっと出てしまい、運動なんかしたら間違いなく倒れてしまいます」などの訴えです。

運動はしたいし、しなくてはいけないことも理解はしているのに、思うようにいかないのが実情なのです。確かに、食事療法は完璧、運動もまじめに取り組めるダイエットの優等生は痩せないわけがありませんから、私のダイエット外来になど来る必要はまったくないわけです。

さて、そのダイエット外来で、さまざまな患者さんを通じて得た六年間の経験から生み出した究極の楽々ダイエット法が、本書「背伸びダイエット」なのです。なにしろこのダイエット、「厳しい食事制限」「運動」「費用」というダイエットにつきまとう三つの大問題がないのです。「タダ」「その場で」「短時間」の三拍子そろっています。私はこれをダイエット界の「安」「近」「短」と名付けました。

この不景気な世の中、旅行もダイエットも安・近・短が一番です。この本を読んだあなたは、今まで持ち続けたダイエットに関する概念が音を立てて崩れることになるでしょう。これからは、わざわざ運動しなくても済むのです。毎朝のジョギングも、貴重な時間を使ってのジム通いも不要になります。

なぜならば、私自身もまったく運動をせずに、この「背伸びダイエット」だけで周囲から驚かれるくらいスリムになって、しかも不思議なくらい体調がよくなったのです。

ただビックリするばかりでした。

背伸びの力はじつに不思議です。皆さんは「トクホ」という言葉を耳にしたことがあると思います。この言葉は、特定の健康効果をうたうことを厚生労働省より許可された「特定保健用食品」の略称です。

生活習慣病患者の驚くべき増加がクローズアップされ、日常の食生活の重要性が見直されている今日、トクホはコンビニやドラッグストアでも簡単に入手できる、非常に人気の高い商品となっています。そのトクホのマークには背伸びをしている人間の姿が描かれていることをご存知でしょうか。改めて見てみると、なるほどと思われるはずです。

これは「トクホ」＝健康＝背伸びというイメージから、いかに背伸びが健康によい働きをするのかということを、イメージ的にも国が認めて使用していると考えられます。

それからもうひとつ、身近な背伸びと健康について紹介します。あの国民的体操「ＮＨＫ

背伸びをしている人が描かれている特定保健用食品のマーク

ラジオ体操第1」です。皆さんも子供のころ、夏休みの朝に学校のグラウンドに集まって体操した経験があると思います。そのラジオ体操第1は「腕を前から上げて背伸びの運動」から始まるのです。

　そうです、国民的体操のトップバッターは背伸びが務めるのです。こんなに身近なところにも、健康にダイエットに、重要なカギを握る背伸びは堂々と存在していたのです。その存在に我々が注目していなかっただけなのです。

　さて、平成十八年の流行語大賞でトップテン入りし、すっかり身近に定着した「メタボリックシンドローム」ですが、日本語では「内臓脂肪症候群」と訳されます。最近では、すっかり「メタボ」というふうに短縮されて「ちょっとメタボ気味で」などと日常用語的になってしまったようです。

平成十九年の調査によると、四〇〜七四歳でメタボおよびメタボ予備軍は、男性二人にひとり、女性五人にひとりの割合。医療費でいうと、全体の約三分の一にメタボが関わっていると言われています。メタボの本質は、肥満によりおなかに蓄えられた悪玉内臓脂肪が糖尿病、高血圧、脂質異常を発症させて動脈硬化を引き起こし、最後は心筋梗塞や脳梗塞で命を落とすという怖い病気です。

たとえ、命は助かっても半身麻痺《まひ》や言語障害などつらい病後が待ち受けています。従って、もしメタボが退治されたら大変な医療費の削減につながりますし、介護などの社会問題の解消にも大きく貢献することになります。しかも、メタボ退治には基本的には薬や手術などは一切不要なのです。

ただおなかについたにっくき悪玉内臓脂肪細胞を減らしてあげるだけ、つまりダイエットするだけでいいのです。ただ痩せるだけで元気で長生き、医者いらずになるのです。

「なんか最近おなかが出てきたんじゃない？」

この本をお読みの方の中には、最近、奥さんからそんな小言を言われたり、会社で、自分のおなかに熱い視線を感じたりした方も多いのではないでしょうか。倒れてからでは遅いのです。今のうちに背伸びダイエットでメタボを解消して、元気でかっこいいライフスタイルを目指してみませんか。

ダイエットに年齢や性別は関係ありません。ひとつ確実にいえることは、あなたがいつまでも健康でいることが家族の願いだということです。

「もういい年だからダイエットなんかやっても無意味だよ」と思っている人は、女性より圧倒的に男性の方に多いようです。女性はいくつになっても若くてきれいでスリムでありたいようです。それに比べ男性は、年齢とともに男を捨てる人が多すぎます。男を捨てる＝あきらめるということで、健康までもが逃げていきます。

あきらめなくていいのです。背伸びダイエットをすることで痩せて健康で魅力的な人に変わっていきます。そして、人生も楽しくなって、自信がよみがえってきます。もともと、男性は筋肉量が多いので、女性に比べてダイエット効果が現われやすいのです。そして、ハードな筋トレやつらい食事制限などしなくても、楽に痩せられるのですから、健康のために背伸びダイエットをしてみましょう。

ご紹介が遅れましたが、私、医学博士の佐藤万成と申します。皆様がメタボからお別れするために、毎日簡単に続けられる「背伸びダイエット法」について、お話しさせていただきます。

＊目　次＊

第2章　究極の「背伸びダイエット」誕生秘話……45

第6章 背伸びダイエット 応用編

目次

編集協力・海風社／本文イラスト・さとう有作／本文DTP・ポパイ

第1章　世界一わかりやすいダイエット講座

「ダイエット≠体重を減らすこと」
「ダイエット＝体脂肪・ウエストを減らすこと」

ダイエットは数学ではない

本書を書くにあたって、参考までにいろいろなダイエット本を読んでみました。

多くの本の中で「ダイエットは足し算と引き算の関係である。摂取カロリーに対して消費カロリーが上回れば理論上は太らない」と述べられています。

摂取カロリーについては、最近ではスーパーやコンビニ、ファミレスでもカロリーが表示してあり、アバウトですが、ある程度の把握は可能です。ところが、一日の消費カロリーや基礎代謝量は容易に測れるものではないので、理論ではわかっていても実際の生活ではなかなか難しいことなのです。

ダイエットとは数学的ではなく、もっとシンプルに考えていいと思います。ダイエットは決してお買い物ゲームではないのです。「摂取カロリーをいくら以内に収めること」ではなく、脂肪を燃やす基礎代謝という力を高めてあげることが本当のダイエットなのです。

基礎代謝を高める方法はさまざまなものが紹介されていますが、結論から言うと本書でお話しする背伸びダイエットが一番簡単で効果的な方法です。しかし、背伸びダイエットを紹介する前に、読者の皆さんには、ダイエットのしくみを一から学習してもらう必要があります。

本章では背伸びダイエットの成功者の実例を交えて、世界一わかりやすいダイエット講座を進めていきます。この章を読み終えたころには、ダイエットの基本的な知識が身につくはずです。

背伸びダイエット体験者からのメッセージ

この本を書くにあたって、「背伸びダイエット」で人生が変わるくらい健康的に痩せることに成功した患者さんのひとりから、これからこの本を読まれる方へメッセージをいただきました。ご自分の体験を通じてひとりでも多くの方に「背伸びダイエット」によって健康的な楽しい暮らしを送ってもらいたい、そんな気持ちをこめて書いたそうです。ちょっと長くなりますが全文を紹介いたします。ちなみに、この方は四〇代半ばの男性Nさんで、新聞社に勤めています。

「背伸びダイエットに出合う前の私は、身長一八五センチはあるにしても、体重は一一〇キロと一二〇キロの間を行ったり来たりの、ほぼ関取状態。今でいうメタボのハシリで人間ドックではいつの日からかおなじみの『C判定(要経過観察)』や『D判定(要精密検査)』のオンパレード。高血圧、高尿酸、高血糖、高脂血症で脂肪肝。毎年恒例の保健師さんの食事生活指導に対しては、『特に体調が悪いわけではない』『死ぬときは死ぬ』『食べることと飲むことをとったら、生きている意味がない』と、プチ逆切れ状態、まったく耳を貸しませんでした。

そんな生活を一変させたのが、佐藤万成先生との出会いでした。先生とは仕事の関係で一〇年以上前から顔見知りだったのですが、忘れもしない二年程前のことです。たまたま、あるスナックでひとり飲んでいたところへ、先生も何かの二次会で入ってこられました。私は太っていたため、秋にもかかわらず汗を拭きながら酒を飲んでいました。

ふらっと隣の席にやって来た先生にいきなり『お久しぶりですね、ところでお子さん何歳になったの?』と聞かれたので、『長女が八歳、長男が五歳、次男が二歳です』と答えました。すると、いきなり『痩せないと、一番下のお子さんが大人になるまで生きられませんよ』と衝撃的な言葉が返ってきたのです。そのころ、私は肥満がもとで痛風発作などを繰り返していて、あまり体調がよくなかったのです。そのことをどこからか聞きつけた先生ならではの『優しい言葉』だと感じました。

『死ぬときは死ぬ』とちょい悪ぶっていても、やはり子供と酒を飲めるようになるくらいまでは元気でいたい。即座にそんな気持ちが湧きあがってきました。四〇歳をすぎて自分の健康に対して、漠然とした不安を感じていたことも確かです。

そして、これが今思えば大きな間違いだったのですが、先生に相談せず勝手に、バナナダイエットと一日一時間の運動を始めてしまったのです。これによってなんとか半年で体重を一二キロ落とすことに成功したのです。ところが、なんだか体調がすぐれません。明らかに疲れやすく、風邪を引きやすくなり、湿疹《しっしん》に悩まされることが増えてきました。

恥ずかしながら大変不安になってしまい、ようやく先生に相談しました。ちょうど、毎朝のバナナと一時間の運動にも疲れ、飽き始めてきたときでした。即座に先生から背伸びダイエットを指導してもらいました。

最初は『ほんとにこんな簡単なことで体重が落ちるのかな?』と、毎日一時間も運動していた私から見たら何だか物足りなかったのです。ところが、信じられないことが起こりました。体重が落ちるペースは緩《ゆる》やかになりましたが、ウエストが一カ月で五センチも細くなったのです。これにはビックリしました。そして体のだるさはとれて風邪や湿疹とも無縁になったのです。このことが一番の感動でした。

いかに今まで運動することばかり気にして体にダメージ与え続けてきたのかがよくわかりました。それから一一カ月後、ウエストはさらに一二センチ縮まり、体重も八キロ減りました。（先生は『体重のことは気にするな』とうるさく言いますが）現在は一〇〇キロを切りました。ダイエット開始前の一二〇キロから見るとまさに別人です。体脂肪はなんと三五・七％から二八・五％まで下がっていました。本当に驚きです。体脂肪計に乗る私のもともと細めの眼もうれしくて細くなる一方でした。

何といっても、簡単なのが先生の背伸びダイエットの最大の利点です。シンプルなダイエットは頭にも体にも財布にも負担をかけません。そして余った知力、体力、お金は、趣味（私の場合はゴルフと読書）に充《あ》てられるというわけです。これは背伸びダイエットの大きな特徴です。

テレビで盛んに宣伝されているダイエット法の多くは、高価な食品や道具を買わなければなりません。つまりお金がかかるのです。しかし、背伸びダイエットはこの本を買うだけで、あとは逆にお金がたまるのです。

さらに、私の場合、先程も書きましたが、風邪や湿疹で医者に行ったり、薬を買ったりすることもほとんどなくなったため、可処分所得は確実に増えました（ただし、四Ｌから二Ｌの服に買い換えるのに、だいぶお金はかかりましたが）。

まさに、背伸びダイエットは、不景気で給料が下がっているのに、子どもの教育費は増えていくという私のような中年サラリーマンには、最適のダイエット法と言えます。もっとも、背伸びダイエットによって町中から肥満が減り、健康な人が増えたら、肝心の先生のクリニック経営が心配になるところですが。先生は『そういう理由でクリニックをたたまなければならなくなったら本望』だそうです。売り言葉に買い言葉、皆さんも背伸びダイエットで健康になって先生を廃業に追い込みましょう。

最後になりますが、ぜひ読者の皆様が破たん寸前の医療費に歯止めをかけることを期待しています。江戸時代のことわざに『医者に金を払うくらいなら味噌屋に払え』というものがあります。味噌も健康にいいですが、本書を買って健康的に痩せるように心からおススメします」

以上、原文のまま紹介いたしました。

あなたはなぜダイエットをするのか?

Nさんのメッセージにもあったように、今まではダイエットとは「つらい」「お金がかかる」というものの代名詞でした。では、なぜこうも多くの方々がそんなにつらいものに果敢にもチャレンジするのでしょうか？　ダイエッターはマゾだから何度つらい目にあっても再挑戦するのでしょうか？　じつは、ここが一番重要なポイントです。あなたはなぜダイエットをするのか？。

まず女性はスリムな体型や魅力的なフェイスラインを手に入れたいという美容目的から、ダイエットに取り組むという方がほとんどと思います。きれいになりたい、かわいい服を着たい、数十年ぶりの同級会があるからそれまでに痩せたいとか。

男性の場合、ダイエットのきっかけは奥さんや子供に注意されたからとか、会社の健康診断で引っ掛かったからとか、その理由はさまざまだと思います。ただ、やはり女性よりは美容面を気にかける男性は少ないようです。女性の美にかける、気力、体力、財力は男性にはとうてい理解しがたいものがあるようです。

女性が陥《おちい》る危険なダイエット

ダイエットにかける女性の必死の心理につけ込むように、世の中には、短期間で急激に痩せることをうたい文句にかかげている怪しいダイエットが氾濫しています。「一週間で体重○○キロ減少！」「三日でウエスト○○センチ、痩せる！」などという広告や記事が新聞、雑誌、インターネットから毎日のように溢れ返っています。

最近、このようなことに関連した、身近で起こった事例を紹介します。

主人公は昔から仕事で知り合いのA子さん（20代・薬剤師）です。私から見て少しポッチャリしているくらいで、本当に健康美人というにふさわしい、患者さんに大人気の薬剤師さんです。

そんな彼女が、めでたく結婚することになりました。式まであと三カ月に迫ったある日、何を思ったか「先生、私ダイエットしたいんです。結婚式にきれいなドレスを着るために、あと五キロ痩せなければいけないんです」と相談にやって来ました。

私は「ご存知のとおり、私のやっているダイエット外来は美容目的ではないから、君には指導できないよ。第一、全然痩せる必要もないと思うけど」と言うと、彼女は一瞬悲しそうな顔をしましたが、「わかりました、自力で頑張ります」。そう言って帰って行きました。

風のうわさで彼女がダイエットの鬼と化《か》しているという話を聞いたのは、それからすぐのことです。そのダイエットの中身とはまともな食事はお昼の一食のみという、極端なカロリー制限です。そして仕事が終わった後は毎日のフィットネスクラブでのハードなトレーニングが待っていました。

ルームランナーによるジョギングを一時間、その後にエアロビクスを一時間。そして、帰宅後に果物とサラダを軽く食べて、そのまま就寝したそうです。

これを三カ月間続けたのですから、痩せないわけがありません。病気かと思うくらい痩せました。そして、めでたく挙式当日となり、彼女はお気に入りのドレスをばっちりと三着も着こなすことができました。顔には満足感と疲労感が微妙に織《お》り交《ま》ざった笑顔が溢れていました。

結婚式の翌日から一〇日間の新婚旅行に行ってきた帰国後、案の定、体が一日中だるく、体調が思わしくないようだとの話が伝わってきました。せっかく成功したはずのダイエットも「旅行先で一生分美味しいものを食べてきた」と豪語するだけあって、すっかりリバウンドして、なんとダイエット前より体重が増加してしまったということでした。

三カ月の努力が一〇日間で水の泡になってしまいました。それどころか、「なんだか顔がむくんでいるな」と、久しぶりに彼女を見て心配していた矢先、肺炎になって二週間ほど入院してしまいました。二〇代で肺炎なんて、よほど免疫力が低下しないとかかりません。それほどまでにあの無理なダイエットがたたったのです。

これでは何のためにダイエットをしたのかわかりません。笑い話のようですが、最近私のまわりであった本当の話なのです。

ダイエットという巨大サイト

薬剤師と言えば健康に関しては素人《しろうと》ではないはずです。一般の人よりもはるかに豊富な知識をもっています。それでも陥ってしまう「ダイエット開始=食べない」。そして「激しい運動」。その結果、体の調子を崩してしまう。これがよく見かける間違ったダイエットの危険な負のスパイラルです。

これに、彼女を含め、多くの人が陥ってしまうのです。これはダイエットの知識不足からくるものです。では、間違ったダイエットを、これから検証していきましょう。

ダイエットという単語はインターネットのYahoo!で検索すると、約三億件もの項目がヒットします。もはや、老若男女問わず一日たりとも耳にしない日はないのではないでしょうか。

英和辞書で調べてみると、ダイエットは「食物、(日常的な) 食事、餌」となっています。加えて、ダイエットコントロール、ダイエット療法など、減量のための食事療法という意味をもつこともあるようです。従って「虚弱体質改善のためのダイエット」、「高血圧の治療のひとつとしてダイエットをする」などと使用するのが、本来の単語の定義からすれば正しい使い方なのです。

ところが、わが国では最近、「減量のための食事制限」として限定的に使用されることが多く、また「痩せる」という部分のみに注目されて変質した「ダイエット＝減量」という意味で誤用され、英単語の意味とは乖離《かいり》した和製英語と化している傾向にあるようです。すなわち、ダイエットは食事だけでなく、「痩せる」というカテゴリーに括《くく》られた食事、運動療法、ダイエット器具、などの関連ビジネスも網羅した「巨大サイト」なのです。

冬眠ダイエット

読者の皆さんの場合、ダイエットと聞くと何を思い浮かべるでしょうか？　大変つらい食事制限でしょうか？　じつは人間は水分の補給があれば絶食状態で一〜二カ月程度は生存できるのです。そして、この限界を超えると餓死に至ります。ところが、肥満の人（脂肪の貯蓄の多い人）は、それ以上の生存が可能なのです。

餓死は体内の脂肪を使い切った後に起こるものであり、水分の補給があれば、肥満状態の人間はそう簡単に餓死することはないのです。肥満の場合、まずは脂肪を使い切る期間を経たうえで餓死に向かいます。
脂肪量によっては、その期間が三カ月以上かかることもあります。水だけで三カ月以上生存するというのは信じがたいかもしれませんが、同じ哺乳類である熊などは脂肪を蓄えた状態で冬眠して数カ月すごすので決して無理な話ではありません。ただし、あくまで生存が可能であるというだけで、水だけの絶食、断食で健康な状態を維持することは不可能に近いと思います。

ダイエットと基礎代謝

初めにも申し上げましたが、ダイエットの基本中の基本とは、基礎代謝量を上げることなのです。この一言に尽きます。難しいカロ

基礎代謝量の年齢変化

第6次日本人の栄養所有量について（厚生労働省）

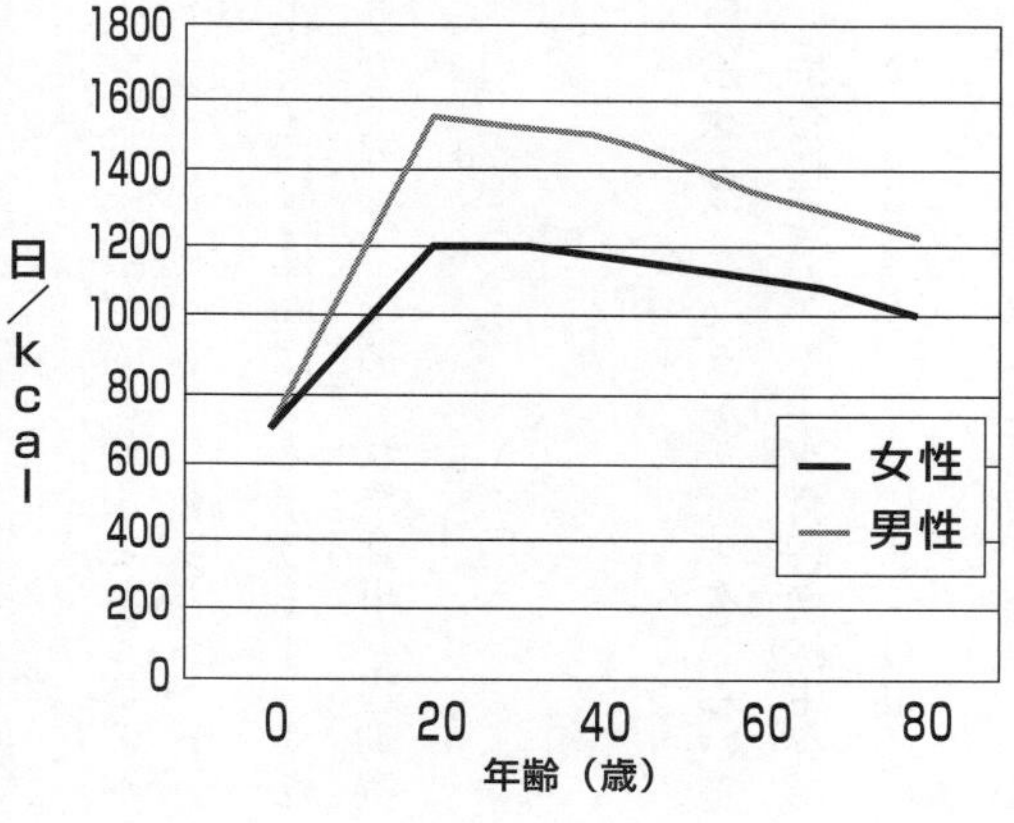

一日の総消費エネルギー量の内訳

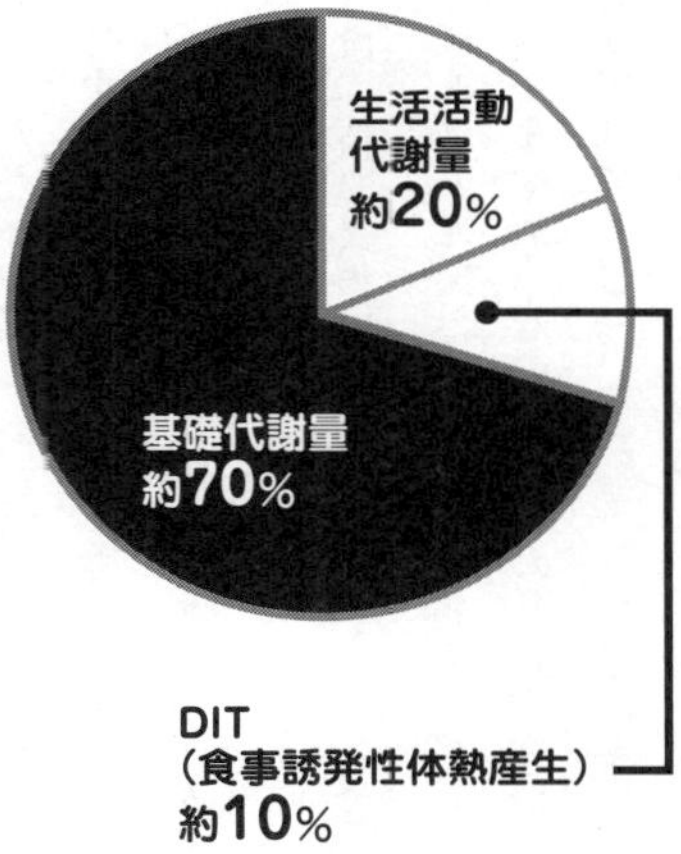

生活活動代謝

運動や通勤、家事など、日常の生活の中で活動しているときに消費されるエネルギーのことです。毎日運動をしたり、活動的によく動いている人ほど、活動代謝による消費カロリーは大きくなります。

DIT（食事誘発性体熱産性）

食事をするときに、食べた物を消化するために、消化管が動くことによって発生する消費エネルギーのことです。食後すぐに体がポカポカと温まってくる人は、このＤＩＴが高い傾向にあります。

基礎代謝

体温を保ったり、呼吸をするなど、生存していくために必要最低限の機能を維持するための消費エネルギーのことです。１日の総消費エネルギーの70％も占めており、これが高いほど太りにくいといえます。

リー計算や食事制限。熱病に取り付かれたような大変な運動も、すべては二の次、三の次なのです。

そもそも、基礎代謝量とは何でしょうか?

我々人間は、ただ体を横にしてまったく体を動かしていなくても、体温を保つ、呼吸をする、心臓を動かすなど、さまざまな生命活動を行なっています。これを基礎代謝と呼びます。基礎代謝を行なうには常に最小限のエネルギーが必要です。この、人間が生きていくのに最低限必要な機能を維持するためのエネルギーのことを基礎代謝量といいます。この基礎代謝量が多い人は、特段スポーツなどしなくても痩せやすい体質ということです。痩せの大食いと呼ばれている人もいますが、彼らはまさにこの基礎代謝量が高いのです。

ダイエットでまず大事なのは、この基礎代謝量を上げることです。基礎代謝量の一般的な数値は、成人男性で一日一二〇〇~一六〇〇キロカロリー、成人女性で一〇〇〇~一三〇〇キロカロリー程度です。二〇歳前の成長期で男性約一五〇〇キロカロリー、女性約一二〇〇キロカロリーで基礎代謝量はピークになりますが、その後、年をとるごとに徐々に落ちていきます。

二〇代から一〇歳年をとると、基礎代謝量が一〇〇キロカロリー下がるといわれています。

仮にこの一〇〇キロカロリーが脂肪として毎日蓄積されたら、一日で一一グラム、一ヵ月で三三〇グラム、一年で四キロ、三年で一二キロ体重が増えます。これこそが、中年太りのメカニズムなのです。今までと同じ運動量、食事量では、基礎代謝量が下がった分だけ太るのは当たり前のことなのです。

基礎代謝量を低下させる原因として、加齢以外にはまず、冷えが挙げられます。冷えにより血流障害が起きるとエネルギー代謝がうまくいかなくなり、結果的に基礎代謝量は低下してしまいます。

自律神経の働きを知る

さらに、自律神経の問題があります。自律神経とは内臓や血管などの働きを無意識のうちに調整してくれる神経で、交感神経と副交感神経の二種類があります。

この二つの神経は相反する働きをして、シーソーのように働いています。自律神経と呼ばれるのは、手や足を動かす運動神経が私たちの意志で動くのと違い、勝手に働いているからです。「心臓よ止まれ」と言ってもそうはいきませんし、食べたものは自動的に消化、吸収されて残りが排泄されてしまいます。

シーソーのようにというのはその働きが正反対であるという意味で、例えば交感神経が血管を収縮させて血圧や脈拍を上昇させるのに対し、副交感神経は血管を拡張させて血圧や脈拍を低下させます。また、胃酸の分泌を促進したり、胃腸の動きを活発にするのが副交感神経で、交感神経はこれらを抑制します。

また、我々が怒ったり、緊張したりすると交感神経が興奮し、汗をかいたり、動悸《どうき》がしたりします。逆に副交感神経はのんびりする神経で眠くなります。ごはんを食べたあとに眠くなるのは消化活動のため、副交感神経が働くからです。また、自律神経には日内リズムもあり、昼は交感神経、夜は副交感神経が優位になります。自律神経失調症とは、ストレスなどで、どちらかにシーソーが傾いて戻らない状態だと思ってください。

人間をはじめとした哺乳類の体温は、体を取り巻く外部の気温に関係なく、常に一定に保たれています。もしも外気温が氷点下だからといって体温が一緒に下がってしまっては、我々は生きていけません。人は体温が三四度以下に下がると死んでしまう、と言われています。

自律神経は体温調節でも重要な働きをしています。外部気温が下がって体が冷たいと感じると、交感神経が緊張します。交感神経は血管を収縮させ、手足に流れる血流を減らすこと

自律神経のはたらき

交感神経と副交感神経は健康なときはお互いがシーソーのように働き、上手にバランスを保っている。

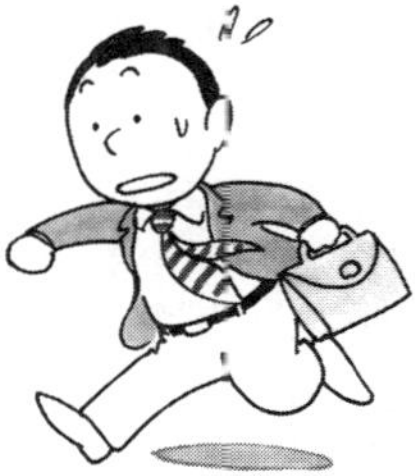

アクティブなときは交感神経優位。その活動的な性質から「運動性の神経」と、呼ばれている。

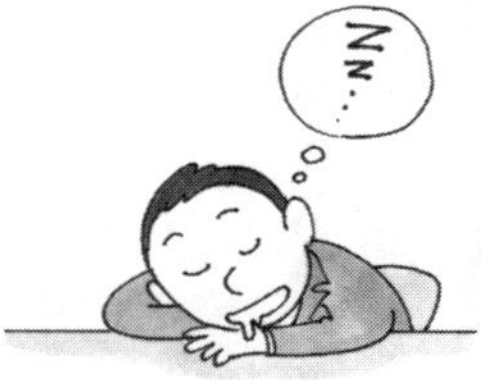

リラックスしているときは副交感神経優位。吸収・消化・循環など、交感神経と反対に作用。

交感神経		副交感神経
低い	体温	高い
上昇	血圧	低下
速い	呼吸	ゆっくり
速い	心拍	遅い
抑制	消化	活発

で、体温の低下を防ぎます。「人体は水冷式」というくらい水分＝血液は外気温によって冷えるのです。また副腎や甲状腺という臓器に働きかけて脈拍を上げたり、体のエネルギー産生を高めるホルモンを分泌させます。

反対に気温が上昇したときには、副交感神経が働き血管を拡張させることで、熱を放散させます。食後に暖かい部屋にいると、ついうとうととするのは、副交感神経が働くからです。

自律神経のアンバランスにより、体温や血行の調整が上手《うま》くいかなくなり、基礎代謝量低下の悪化に拍車をかけます。最近のストレス社会、あるいは極端な冷暖房のかけすぎなどは、自律神経のバランスを崩し、基礎代謝量の低下を招いています。

肥満の人が増えているのは、この自律神経失調社会とも大いに関係している、と思います。

三大栄養素と五大栄養素

栄養不足も基礎代謝量を低下させる一因となります。私たちの体は、日々の食物からの栄養素によって作られています。この栄養素にはさまざまな種類がありますが、主に体を作り、維持する役目のあるものが、「三大栄養素」とか「五大栄養素」に分類されます。

三大栄養素とはエネルギーを生み出し、体を作る元になる栄養素で、糖質・脂質・タンパク質のことを指します。

五大栄養素とは、三大栄養素にビタミン・ミネラルを加えたものを指します。ビタミンもミネラルも直接エネルギーになるわけではありませんが、体が正常に機能するための潤滑油のような役割をします。五大栄養素は、車に、譬《たと》えるとわかりやすいかもしれません。

車でいうと、車体が私たちの体です。糖質と脂質は、車を動かすエネルギー(ガソリン)になります。タンパク質は車のボディを作ります。車があって、ガソリンを入れれば車は動きますが、エンジンのサビを防いだり、エンジンがいつまでもスムーズに動くようにするためには、エンジンオイルが必要です。このオイルに当たるのがビタミンやミネラルです。

五大栄養素がバランスよくとれていないと、エネルギーは代謝されずに肥満になってしまうのです。特に、現代社会ではビタミン・ミネラルの不足が深刻な問題となっています。

陰性食品と陽性食品

また、体を冷やす食品も基礎代謝量を低下させて、肥満へと導きます。栽培技術や流通、販売網の発達で季節感のない食材が数多く店頭に並んでいます。一般に暑い地方でとれる果物や野菜などは別名、陰性食品と呼ばれ、体を冷やすと言われています。

一方、寒い地方の果物や野菜などは別名、陽性食品と呼ばれ、体を温めると言われています。冷暖房完備で基礎代謝量が低下したところに、体を冷やす食材ばかり食べていては、肥満にますます拍車がかかってしまうのです。

リバウンドの正体

年をとったら、太らないようにするためにはその分、食事のカロリーを減らすか、基礎代謝量を上げなければならないのです。ただ、食事のカロリーを減らすというのはなかなか難しいことですし、まして、急激な食事制限は「大変だ！　エネルギーが入ってこなくなった。備蓄しなければ」と、体を元に戻そうと省エネモードに切り替えて、基礎代謝量をますます下げてしまい、太りやすい体質になるという悪循環にはまってしまいます。

しかも、食事制限で糖質や脂質の摂取が少なくなると、タンパク質がエネルギー源として分解されるようになって、結果的に筋肉量が減ってしまいます。

先ほど例に挙《あ》げた薬剤師さんの場合は、エネルギー不足で運動したために、体は余分な脂肪を使い果たし、禁断の筋肉にまで手をつけてしまったのです。運動するにはエネルギーが必要で、もしも筋肉までエネルギー源として使われてしまうと、基礎代謝量はますます下がってしまいます。

こうなった体に炭水化物など入れようものなら燃費がよくなった体は余った炭水化物を脂肪に作り替え、次の飢餓に備えてたっぷりと蓄えてくれるのです。

これがあっという間《ま》のリバウンドの正体なのです。

省エネモードに突入するのを防ぐためにも、運動するのなら食べなければいけません。

しかも、タンパク質を中心にしたいところです。しかし、タンパク質を食べて筋肉をつけた体で体重計に乗ると、少し驚くことが起こります。運動をすると、脂肪が燃えて筋肉がついてくるわけですが、一般的に脂肪は軽くて筋肉は重たいのです。すると、体質が筋肉質に変わって、見た目はスリムになっても、体重は減らず、むしろ増えてくるという不思議な現象が起きてきます。

ダイエットしているのに体重が増える、一般人から見るとがっくりくるような現象を、私は「ダイエット・パラドックス（ダイエットの矛盾）」と呼んでいます。体重ばかりを気にしていることが、ダイエット挫折の大きな原因になるのです。

そこで、私なりの提案をいたします。

ダイエットをやり始めたら体重は一切気にしてはいけません。へたに測って減りが悪かったり、逆に増えたりしていると、それだけでダイエットの意欲はなえてしまいます。

BMIは肥満指数ではありません！

従って、本当のダイエットのプロになるには体重ではなくて、体脂肪率やメタボ健診で重視されている腹囲を測ってほしいのです。

よく、肥満度を表わす指標にBMI（ボディ・マス・インデックス）という数値が利用されています。一九九九年にWHO（世界保健機関）で基準が発表されていて、皆さんも健康診断などで見かけたことがあると思います。

これは自分の体重（kg）を身長（m）の二乗で割った数値のことで、一八・五から二五未満までが正常範囲とされ、二五以上を肥満と定義しています。ただし、これはあくまで統計的に病気になりにくい範囲を表わしているもので、スタイルがよいうんぬんではありませんので間違えないでください。統計的に二二が最も長生きする値とされています。ちなみに二五を超えると高脂血症や高血圧などの生活習慣病になる確率は二倍以上になります。三〇を超えると高度肥満症として治療を要するとされています。従って、健康診断などではBMI二五以上の人を肥満症と診断しています。

最近では二〇代前後の若い女性にＢＭＩの値が低い人が多く、いわゆる痩せが多いのも特徴です。しかし、前述したとおり、筋肉は重く脂肪は軽いので筋肉質の人はＢＭＩの値が高く出てしまうのです。これがＢＭＩ法の欠点です。

例えば身長一七五センチ、体重一〇〇キロ、体脂肪一五パーセントのムキムキマンをはたして、肥満、メタボというでしょうか？　計算すると彼のＢＭＩは三二・七パーセントで数字だけを見ると大メタボですから、いかに体重というものが当てにならないかおわかりになったはずです。ダイエット中は体重を無視してください。敵は体脂肪なのです。

体脂肪計の謎に迫る

しつこいようですが、とても大事なことなので繰り返し言います。ダイエットの大事なバロメータは体脂肪です。

脂肪は軽く、筋肉は重いのです。体重計にだまされてはいけません。「体重が重い＝肥満」と思われがちですが、医学的には「体の中に脂肪が多すぎる状態」を肥満というのです。ただ、体脂肪は簡単に測れませんし、家庭用の体脂肪計はばらつきや測定時間による変動が大きいのが問題です。

市販されている体脂肪計は、体脂肪の量を直接測るのではなく、あくまでも推定値を算出するにすぎないのです。市販品の主な測定方法はインピーダンス方式と呼ばれるものです。脂肪はほとんど電気を通しませんが、水分の多い筋肉などは電気を通しやすい性質を持っています。その性質を利用して、体に微弱な電気を通し、電気抵抗（インピーダンス）を測ることで体脂肪率を算出します。ということで、体脂肪は人体の水分量によって変動します。体の水分は重力により、朝起きたときに上半身から下半身へと移動します。

さらに飲食、運動、入浴などによっても体内の水分量が変動するため、体脂肪率は測定時間によってバラつきが出ます。ですから、足で測ると朝は体脂肪率が高く出ます（水分が回ってないため）。

ではいつ測ったらよいのでしょうか？　足で測る場合ですが、起床後立位で二〜三時間経った後に計測する方法が最も体脂肪量を反映すると、言われています。

しかし、現実的には起床後二〜三時間は一番忙しい時間帯で、体脂肪を計測するのは難しい場合が多いと思われます。ですから、入浴後の就寝前の計測が現実的ですし、毎日同じ条件で計測するのがよいでしょう。

体脂肪は体重のように激しく変動するものではなく、増減には時間がかかります。一キロのステーキを食べたら、トイレに行かない限り短時間で確実に体重は一キロ近く増えるはずです。

しかしながら、体脂肪は食べてすぐには増加しないのです。測定姿勢や測定時間などによって誤差が生じますから、表示される数値はあくまでも「目安」として認識し、長期間にわたって継続的に測定し、一定の傾向として見ていくことが重要だと思います。

腹囲物語＝ウエストサイズストーリー

個人的には筋肉がついて基礎代謝量が上がると増えてくる体重や、測定が不安定な体脂肪率よりも、ダイエットの効果を測るにはウエストサイズが一番確実だと考えています。

私がダイエットを始めたきっかけのひとつは、椅子《いす》に腰掛けていて、ベルトからはみ出したおなかをつまんで感じた「これは本当に情けない」との思いからでした。

ウエストに関してですが、日本人だけがメタボの診断基準で男性のウエストが八五センチ以上、女性は九〇センチ以上であり、男女の値が逆なのはおかしいとかいろいろと批判のあるところです。しかし、ことダイエットの効果で言えばこれほどわかりやすい指標はありません。自分の昨日や一カ月前との比較でよいのです。皆さんもこれから紹介する「背伸びダイエット」でベルトの穴がどのくらい縮まるのか、今から楽しみにしてください。
ということで、ダイエットの基本をおさらいします。

①基礎代謝量を上げること。
②体重を減らすことではなく、体脂肪を減らすこと。
ここまでは理解していただけたと思います。

「ダイエット≠体重を減らすこと」
「ダイエット＝体脂肪・ウエストを減らすこと」

これからは上記のように思考回路を再設定してください。背伸びダイエットが成功すると、おなかまわりがスッキリすることに気づくはずです。
次章では、いかにして背伸びダイエットが誕生したか、私の腹囲物語（ウエストサイズストーリー）を交えてお話しさせていただきます。

第2章　究極の「背伸びダイエット」誕生秘話

背伸びダイエット開始前
身長　一七二センチ
体重　一一八キロ
体脂肪　三六パーセント
腹囲　一二二センチ

三カ月後
体重　一〇四キロ
体脂肪　三〇パーセント
腹囲　一一二センチ

さらに一年後
体重　九八キロ
体脂肪　二六パーセント
腹囲　九八センチ

遅老遅死＝アンチエイジング

いかにして、楽な方法で私の腹回りについた贅肉をそぎ落とすか。ここ数年は、その大変に難しい命題との格闘の毎日でした。そして、ついに二十数年にわたる私の腹囲物語(ウエストサイズストーリー)も大団円を迎えつつあります。

初めにもお話ししましたが、私も含めて運動したくてもできない人たちにどうやって痩せてもらうか。これがダイエット外来での最大のテーマでした。

私は自他共に認める健康マニアです。趣味は元気で長生きの研究とそれを実践することです。私の人生の目標は一九九九年に一二二歳一六四日の生涯を終えたフランス人女性、ジャンヌ・カルマンさんの長寿世界一の記録を塗り替えることです。

その研究、趣味が高じて、二〇〇四年に『遅老遅死のススメ』(日本文芸社)という本を出版させていただきました。

「遅老遅死」とは、人類の永遠の夢と言われている四文字熟語「不老不死」をもじって、不老不死が現代の医療レベルでは無理だとしたら、ゆっくり老いて、ゆっくりと逝《い》くという、アンチエイジング(抗老化医療)の日本語版とも言うべき言葉です。

ダイエット外来存続の危機に直面

『遅老遅死のススメ』という本の中で、「肥満は動脈硬化を引き起こし、脳梗塞、心筋梗塞の原因となるため、腹八分目を心がけて、痩せることで元気に長生きしましょう」と強調して書いてあります。

じつは、私自身が肥満で苦しみ、そのためダイエットの研究、実践をしてきました。その経験をもとにダイエット外来を立ち上げたわけなのです。

さて、処女作『遅老遅死のススメ』出版後ですが、本はそこそこ売れて、そのおかげもあって外来に患者さんが多数来院するようになりました。

一方、アフターファイブは地元での講演会の講師やテレビ・ラジオの出演、雑誌の連載などの仕事が続々と舞い込んできました。

気がつくと、時間的にも体力的にも気力的にも、まったく運動できない状況に追い込まれてしまいました。その結果、案の定、私自身がリバウンドをしてしまったのです。

生活習慣病で肥満が問題の患者さんに「もう少し頑張って痩せましょう」と言ったら、「先生もね！　人のこと言えないよ」と言い返される始末なのです。このままではダイエット外来などやる資格がなくなる——そんな危機感たっぷりの状況でした。

そんな危機的な私を救ってくれたのが、最初にもお話しした、いろいろな事情で運動したくてもできない、また「本当に食事には気をつけているのだけれども、水を飲んだだけで太るんです」など、当時の私と同じような悩みを抱えた、まったく痩せないダイエット外来の問題児さんたちからの悲痛なまでの叫びだったのです。

私自身のためにも、ダイエット外来の問題児さんたちのためにもと、膨大な研究、試行錯誤の末、完成したのが本書のテーマである背伸びダイエット法なのです。

私のダイエット外来に通うOさん(52歳・男性・会社員)は次のように話しています。

「先生の指導で背伸びダイエットを始めて三カ月で一二センチ、ウエストが細くなりました。体脂肪も一〇パーセント減少。これまでいろいろなダイエット法に挑戦してきましたが、こんなことは初めてのことです。私のように、お金と時間がない人間にはまさにぴったりのダイエット法です」

Oさんの言われるとおりで、この「背伸びダイエット」はお金も時間もかからないうえに、激しい運動も極端な食事制限も一切不要という、ダイエット法なのです。痩せないと病気が改善しないため、何としても痩せなければ、身体生命の危険まで考えられるという方のためのダイエット法でもあります。

頑張らない、あきらめない

しかしながら、モデルのような素晴らしいプロポーションになりたいなどと思っている方にとっても、この本は十分に読む価値があると思います。なぜならきわめてシンプルなこの方法の中に、いつまでも元気で健康できれいでいられるアンチエイジングのヒントも満載されているからです。

私はこの本を書くにあたって、皆さんに「頑張らない、あきらめない」でダイエットに取り組んでもらいたいと考えています。

「頑張らない、あきらめない」を自律神経の働きにあてはめると、「交感神経緊張は過剰にならず、副交感神経過剰もほどほどに」ということになります。交感神経緊張はがんや動脈硬化につながりますし、副交感神経の過剰優位は人間が呆《ぼ》けてしまいます。私たちは無理しすぎてもだめですし、あきらめて楽をしてもだめなのです。

ほどよい自律神経のリズムの中で、あたかもゆりかごやハンモックの中で揺れているかのようにリラックスした状態のときに、私たちは健康を維持することができるのです。交感、副交感側のどちらに偏《かたよ》っても、心や体の健康を害してしまいます。何事も頑張りすぎは体に悪いのです。逆にあきらめたら何も起こりません。

ダイエットでよくある失敗例の中で、「旅行に行ってつい食べすぎてしまい、太ったからもうダイエットはあきらめた」という話を多く聞きます。あきらめたら、その時点でダイエットは終了なのです。逆にあきらめなければダイエットには締め切りも、終了もありません。いつまでもマイペースで続けることができるはずです。

ヨガの呼吸法

私は医師として、また「肥満とメタボリックシンドロームを科学する」研究者として、どんなダイエット法があるのか、研究に研究を重ねました。

背伸びダイエット法のヒントになったいくつかのダイエット法を検証していきたいと思います。

まずは一般的に重要な呼吸法。

これは、ヨガや気功などの健康法の根幹を成すものです。

ヨガでは、深い呼吸で「頭」と「心」、「体」をひとつにして、これらがスムーズに循環することを目指しています。私たちは生まれてから死ぬ瞬間まで「呼吸」をしています。健康な人は無意識に呼吸をすることができますが、強いストレスを感じたり集中して仕事をしていると、知らぬ間に息を止めていたり、浅い呼吸になっているのです。

ヨガの呼吸法をマスターすると、仕事の合間にリラックスをしたり、寝る前に一日の悩みや疲れをリセットしたり、体内に酸素が多く取り入れられ、脂肪の燃焼に役立つのです。

腹式呼吸と胸式呼吸

一般にヨガの呼吸法は腹式呼吸だといわれています。ヨガ以外にも腹式呼吸を取り入れて推薦しているダイエット法も数多く見かけます。

俗に言う「呼吸法」には、胸郭《きょうかく》の中にある肋間筋《ろっかんきん》の運動により行なわれる「胸式呼吸」と、横隔膜《おうかくまく》の上下運動による「横隔膜呼吸」があります。腹式呼吸とは後者の横隔膜呼吸のことで、横隔膜を上下に動かし呼吸することです。そして、腹式呼吸で横隔膜を動かすと、腹腔内圧がアップして腹筋の強化にもつながり、腰痛予防に役立ちます。また基礎代謝量も上がることによりダイエット効果があり、呼吸効率がよくなって息苦しさが改善されます。

腹式呼吸で深く大きく、横隔膜を動かすとその刺激が脳へ送られ、さらにそれが自律神経と深く関わりのある視床下部に伝達されます。その刺激により、自律神経が調整されて心身ともにリラックスし、イライラやストレスを解消します。

さらに、横隔膜を動かすことで内臓全体がマッサージを受けたかのように刺激され、胃腸や肝臓の血行がよくなり消化機能も改善され、便秘なども解消されます。また停滞していた静脈の血液の流れもよくなり、冷え性にも効果的なうえ、異常な食欲の抑制、肌つやの改善効果なども知られています。

腹式呼吸の実践

腹式呼吸は立っても、座っても、仰向けに寝ていても行なえるので、時間や場所を気にせず自分のペースで、いつでもどこでも簡単に行なうことができます。

腹式呼吸はつぎのように行ないましょう。

①　口をすぼめる感じで口から息をゆっくりと吐き切ります。おなかがしっかりへこむまで息を吐き切ります。また、おなかに手をあてると集中して行なえます。

②　おへその下あたりにしっかり空気が入っていく感じで、おなかを膨らませて息を吸い

込みます。

③　いっぱいに息を吸ったら一～二秒ほど息を止め、また口をすぼめる感じで口から息をゆっくりと吐きます。あまり意識せず少し止める感じです。

※　あおむけになって両ひざを立てて行なうとやりやすいです。

※　吸う・止める・吐くという行為を無理せずゆっくり行ないます。

※　吸うときは、おなかをしっかり膨らませて息を吸い、吐くときはおなかをしっかりへこませて息を吐き切るつもりで行なうと効果的です。

ところが、この腹式呼吸ダイエットの評判は「腹式呼吸のやり方が難しくて上手くできているかどうかわからない」とか、「続けているがさっぱり効果がない」などあまり芳しいものではないようです。

私自身は以前、きちんとボイストレーナーについて腹式呼吸のレッスンを行ない、正しいやり方をマスターしたので大丈夫ですが、結論から言うとすぐに飽きてしまいます。それからあまり呼吸を真剣にやると過呼吸と言って、頭痛や頭のしびれが発生して具合が悪くなってしまいます。

腹式呼吸の仕方

① 口からゆっくり
息を吐く
と同時に下腹を
大きくへこませる。

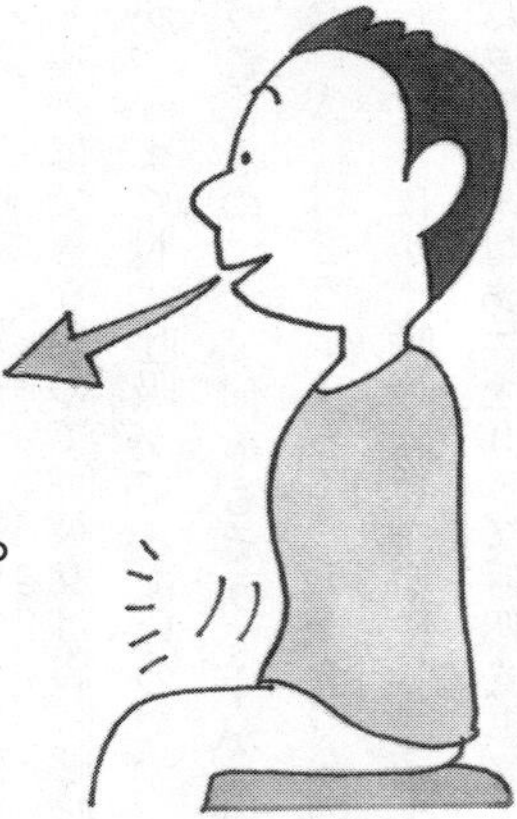

② 鼻から大きく
息を吸い込む
と同時に下腹を
最大に膨らます。

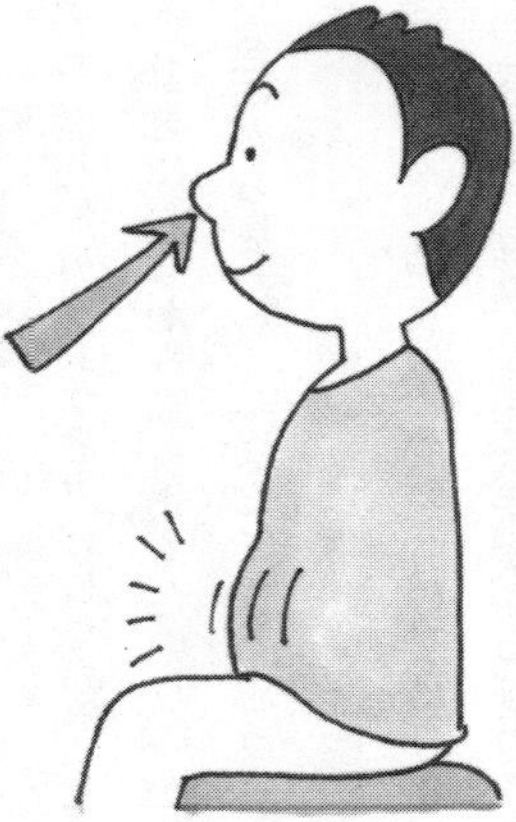

失敗した腹式呼吸ダイエット

B子さん（66歳・女性）は、事故の後遺症のため、下半身不随で車いす生活の方です。

彼女はビールが大好きで、毎晩一リットルの缶ビールを飲むのが楽しみです。ビールを飲むとつい食欲も増してしまい、おつまみも食べすぎてしまいます。そんなことも影響して、ここ数年ぶくぶくと太りだしてしまったのです。

身長一六〇センチ、体重八二キロ、体脂肪四三パーセント、腹囲はなんと一二〇センチに達してしまい、苦しくて寝返りも打てない状態にまでなってしまいました。

もちろん運動はできないので、彼女は腹式呼吸ダイエットを始めようと決意したのです。

ところが、うまく腹式呼吸ができないのです。吸うときにおなかを膨らますというのが難しいということなのです。何事もそうですが、できる人から見たら、「なんで」と思うことが、できない人にはどうしてもできないものなのです。

それならば、とにかく呼吸回数を増やして頑張ろうと思った彼女は、歯を食いしばりながら「はあはあ、はあはあ」と焦って呼吸をしてしまいました。その結果、手足がしびれて動かなくなり、さらには激しい頭痛が起こって倒れてしまいました。

救急車で私のクリニックにやってきたB子さんの意識はしっかりしていました。何のことはない、過換気症候群になってしまっただけなのです。この病気は、急に息が苦しくなって、動悸、頻脈《ひんみゃく》、めまい、手足のしびれなどの発作を繰り返すもので、ストレスや不安が関係しています。

特定の病気というよりも、ある状態像を意味し、いろいろな病気が原因で過換気発作(過呼吸発作)を起こします。夜間、救急車で搬送される人の約三〇パーセントが、この過換気発作によるものといわれています。

朝昼晩の背伸びで生まれ変わった私

さて、すっかり呼吸法に懲りたB子さんは、それから背伸びダイエットに挑戦しました。三カ月後の彼女は体重七二キロ、体脂肪三八パーセント、腹囲は一〇二センチとウエストは一八センチも減少しました。一年後には体重五九キロ、体脂肪二八パーセント、腹囲はなんと九五センチとまるきり別人みたいになってしまいました。

ご本人は、それはそれは体がとても楽になったと大喜びです。喜びの声をお聞きください。

「先生からの指示は、足の具合が悪い私でも無理なくできる朝昼晩三回の背伸びのみ。最初は、この先生ふざけているのかと思いました。今まで数々のきついダイエットをしてもまったく痩せなかったのに、よりによって背伸び？　このヤブ医者と思いましたが、地元ではダイエットの第一人者として有名な方ですし、とりあえずだまされたと思って取り組みました。

まず、初めに起こった変化はその日のうちに体が温かくなりました。私は小さいころから冷え性で夏でもエアコンはかけないほどなのですが、背伸びが終わると同時に体中がぽかぽかしてきました。これには正直びっくりしました。

しかしながら、じつはこんなのはまだ序の口だったのでした。次にびっくりしたことは、肩こりがよくなったことです。私は数十年来の肩こりに悩まされ、定期的にマッサージを頼んでいたほどひどかったのですが、背伸びダイエット開始三日目くらいから不思議なくらい肩が軽くなったのです。それからはウソだと思うくらい肩がこらなくなり、かかりつけのマッサージさんが、連絡がないから入院でもしたのかと心配されたほどなのです。

不思議な現象はこれだけでは終わりませんでした。一週間くらい経つと、今度はあまり食べなくても満腹感が得られるようになって来たのです。とにかく過食症ぎりぎりといつも言われていた私の食欲がおとなしくなってくれたのです。

何か体がおかしくなったのではないだろうか、そんな恐怖感にさいなまれたほどです。この恐怖感が、便秘が改善し始めた一〇日目くらいからは背伸びダイエットへの信頼感に変わっていきました。ご飯も食べるが下剤もたくさん飲む私にとって、長年苦しんでいたのが便秘でした。食べる量が減るとさらに出が悪くなるという悪循環。

それなのに、食べる量は減らすことができるし、通じ薬の量がどんどん減っていくのにもかかわらず快便になるし、ここまで来ると人生本当に楽しいと思えるようになりました。

じつは私、軽いうつ病で心療内科から長い間薬をもらっていたのですが、とうとう背伸びダイエット開始後二カ月で抗うつ薬からも解放されることができたのです。

背伸びダイエットはたんなるダイエット法の範疇《はんちゅう》を超えている！　本当にそう確信しました。それから一年後に私の体は見事に生まれ変わりました。人間の自然治癒力って本当にすごいです。そう感じずにはいられませんでした。何の薬も飲まないで、ただ背伸びだけで痩せて健康になれたのですから。

先生は、『これは自然治癒力が働いただけですよ！』と、あっさり、そうおっしゃいました」

背伸びは自律神経のバランスも改善して、意欲の向上も起きてきます。今まで、どことなく悲しそうにしていたB子さんの瞳が生きる意欲でいっぱいになっています。

こういう瞳をたくさん見ると、「よかったなぁ」と、本当に医者冥利につきるのです。

骨盤ダイエットを検討

次に最近話題の「骨盤ダイエット」を検討してみました。人間における骨盤とは、骨格を支えるための土台であり、直立歩行するためには絶対に必要とされる骨です。そして、その包み込むような形状で腸や子宮などの重要な臓器を保護する役目もしています。

一見、骨盤はひとつの骨で構成されているように見えますが、実際は仙骨《せんこつ》・寛骨《かんこつ》・尾骨《びこつ》という三つの骨から成り立っています。

仙骨は骨盤の中心に位置する骨で、仙骨の上に背骨があります。そのため、体のバランスをとるうえでなくてはならない骨なのです。

また、寛骨は腸骨、坐骨《ざこつ》、恥骨《ちこつ》といった三つの骨が互いにくっついてできたもので、大腿骨と接続されています。そして、尾骨は仙骨の最下部についている骨で、尻尾の名残ではないかとされる説もあります。

骨盤の構造図

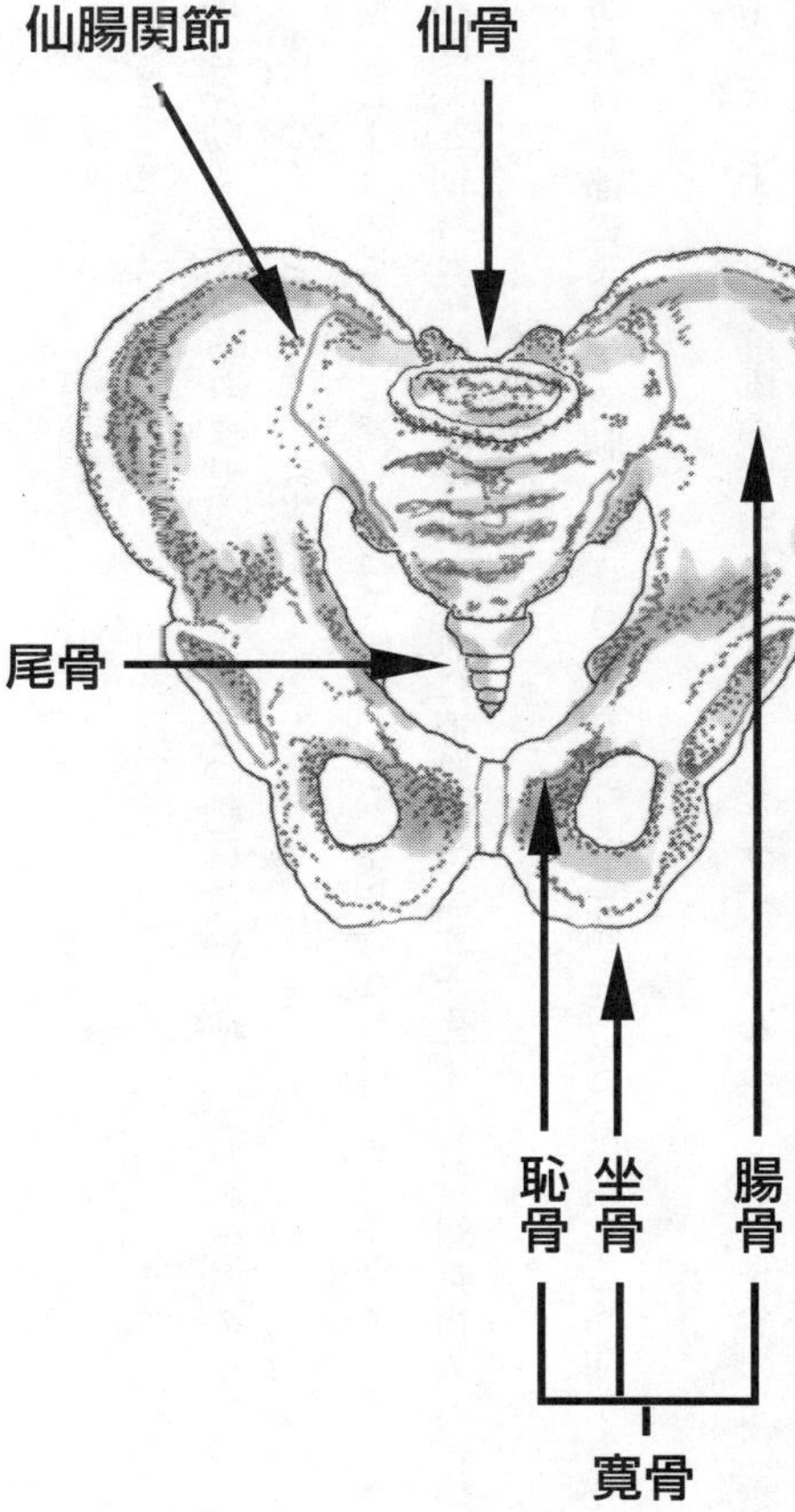

尾骨のまわりには筋肉がないため、尻餅をつくと大変痛いうえに、なかなか痛みがひきません。

骨盤が歪むとどうなるか？

骨盤は大きく動く骨ではありませんが、少しずつ動いています。一日の流れの中では、朝にしまり、夜になるにつれて開きます。

朝、骨盤のしまりがピークに達し、寝ていることが難しくなり目覚めます。そして、夜になり骨盤が開くと仙骨と尾骨が下がり、これに連動してまぶたも下がり、睡眠に入るというわけです。

また、骨盤は季節によっても動きがあり、春になると開き、冬には閉じる傾向があります。

骨盤が歪むと、上半身の筋肉の緊張を引き起こします。そうなることで、骨盤の上に乗っている脊椎《せきつい》のバランスが崩れ、全身の歪みにつながります。

そして、全身が歪んでしまうことによって、筋肉のバランスが崩れ、筋肉が疲れやすくなります。

そうなると、筋肉で消費されるエネルギーが低下し、余分な脂肪がたまりやすくなってしまうのです。

もう少し簡単に言いますと、

①骨盤が歪むと、体が歪む。
②体が歪むと新陳代謝機能が低下する。
③歪んだ体を支えるために余計な筋肉がつく。
④その余計な筋肉のまわりに余計な脂肪がつく。
⑤代謝が低下しているので脂肪が燃焼されない。
⑥結果太ってしまう！

というふうな悪い流れになってきてしまいます。

食べすぎてもいないのに、おなかが出てきてしまったり、太りやすくなるのは、「骨盤の歪み」が原因であることが多いのです。

骨盤矯正ダイエット

必然的に骨盤の歪みを矯正することがダイエットにもつながることになるのが、おわかりになられたでしょう。

基本的には骨盤矯正をすることで、歪みが原因でついた余分な脂肪を削ぎ落とすことができるからです。それから、違う観点からですが、骨盤が歪むことによって胃が下垂し、物を食べても満腹感を感じにくくなります。骨盤を矯正して胃をもとの位置に戻すことで、元通り満腹感が発生して食べる量を減らすことができるのです。骨盤矯正にはこのようなダイエット効果もあるのです。

骨盤が歪んでしまったら一大事です。骨盤の歪みがひどいと、体がゆるんでふらついてしまいます。

では、骨盤の歪みを矯正・予防するにはどうしたらよいのでしょうか?

さまざまな骨盤矯正体操が紹介されていますが、医師の私が見てもよくわからない、本のとおりにはできない、というのが実感です。単純ではないので、結局は整体に通うことになり、時間とお金が費やされます。もう少し簡単で、誰にでもできる骨盤矯正法はないのでしょうか。

金魚運動とは？

少し前に金魚運動なるものが流行したことがありました。ここで、少し金魚運動について触れてみます。

金魚運動のやり方の説明には「枕をしていない状態であおむけになり、足先をピッタリとそろえてできるだけ反《そ》ります。そしてひざの後ろを伸ばすようにします。両手は頸椎第三、第四の下で組みます。そして金魚が動いているような感じで体を左右水平に震わせます。一回一～二分、できれば四～五分行ないます」と書かれていました。

まず私の感想ですが、自分でこの説明文を読んでいるだけであまりに難しそうで嫌になりました。

その効果の説明には「血液の循環をよくする。背骨や骨盤の歪みを治す。運動不足を解消してくれます。そして一番大きな点は体のバランスを整えてくれることです。体の不調というものは、背骨、足腰の歪みからくることが多いようです。背骨の歪みで神経が圧迫され、さまざまな体の不調を引き起こします」と、書かれています。これは少しうなずけます。実際、血液の循環をよくすることで、腸閉塞、腸捻転、盲腸などの疾患を予防し、便秘や下痢を改善して腹痛にも効果が現われます。

腰痛や肩こりも改善してくれるそうなのですが、もちろん有酸素運動なのでダイエット効果もあるというふれこみです。

ただ、これはひとりではなかなかうまくできない運動だと思います。そういえば、少し前に金魚運動専用の運動器具がブームになりましたね。


金魚運動に失敗し、背伸びに挑戦！


Cさん（46歳・男性・会社員）。この一〇年で二〇キロ以上太って、完全にウルトラメタボ状況です。昨年から開始されたメタボ健診でももちろん満点メタボに認定されてしまいました。そのCさんのダイエット体験を少々長くなりましたが、紹介します。

「私は数年前からひざと腰に激痛が走るため整形外科を受診したのですが、太りすぎでひざと腰に負担がかかっているから、お医者さんにとにかく痩せろと言われました。

あまりに痛いため、痛み止めの薬も処方されました。しかし飲むと必ず胃が痛くなるため、結局痛み止めの薬は中止となり、湿布だけの処方になったのですが、これがまったく効果はありませんでした。

それではと整体にかかってみたのですけれど、骨盤の歪みをとるといって股関節やらを曲げたり伸ばしたりで、これが半端でなく痛い。しかも保険が利《き》かないので、お金も結構かかってしまい、通う時間もなかなかとれないため途中で断念してしまいました。

そこで目にしたのが金魚運動なる通販の商品で、早速申し込みました。始めてみるとこれは振動が大変気持ち悪い。乗り物酔いになりそうな感じでした。我慢して一週間ほど使っていましたが、とにかく退屈でやはり振動の気持ち悪さはかなりつらいものがありました。

そうこうしていると、足の皮膚が器具との摩擦で擦り剝けたうえに炎症を起こしてしまいました。痛くて歩けなくなったほどです。

そんなことで、あえなく一〇日ほどでリタイア。体重もまったく減りませんでした。

三カ月でベルトの穴が三つ縮まった

そんなとき、知り合いが佐藤先生のところで相当痩せたというのを耳にして、思い切って会社が休みの土曜日に受診してみました。『混んでいるよ』と聞いていましたが、何と受付から実際に診察を受けるまで二時間以上待ちました。

テレビなどで何回かお顔は拝見していたのですが、実際の先生はかなりお若く見えて、がっちりとした体格の方でした。あらかじめ直近のドックの結果などを持っていくとよいと聞いておりました。私の持参した二カ月前の人間ドックのデータに目を配りながら、私の食生活の内容、食べる時間帯などを詳しくたずね、その後便秘してないかとか、運動状況などを確認された後に診察ベッドにあおむけに寝かされました。

おなかをしっかり触診、聴診した後で、内臓がかなり下垂していること、冷えていることを指摘されました。そのうえでとにかく最初は一日朝昼晩の背伸びをしっかりやること。そして、すぐ始めること。以上で終わりした。二時間待ってこれだけの平凡な内容？　最新機器はどこ？　正直そう思いましたが、とりあえず指示されたとおりに背伸びダイエットを開始しました。

開始後、背中のまわりからじんわりと温かくなり、腰の張りも心なしかいい感じです。そして日に日に腰の痛みがとれてくるのが実感できました。それどころか一カ月もすると、私のメタボ腹に変化が起きてきたのです。ベルトの穴が一つまた一つ。三カ月後にはとうとう三つ縮まりました。ウエストが一二センチ減少したのです。ひざの痛みもなくなり、一年後のドックでは私からメタボの烙印が逃げて行ってしまいました。

とにかく、体が軽くなったのがわかります。汗かきだった体質も変わってきました。皆さんも背伸びダイエットで体質改善を実感してみてください。とにかく、時間とお金がかからない、しかも簡単にできる。今までのダイエットの欠点をすべてカバーしている背伸びダイエットは、金なし暇なし根性なしの私にはぴったりのダイエット法です」

参考までにCさんのデータです。

開始前
身長　一六八センチ
体重　九六キロ
体脂肪　三四パーセント
腹囲　一一〇センチ
空腹時血糖　一四六mg／dl
HbA1c　六・二パーセント（正常四・八〜五・八パーセント）
中性脂肪　四六九mg／dl
血圧　一五〇／九〇mmHg

本当に一〇〇点満点のメタボリックシンドロームでした。
それが、背伸びダイエット開始後三カ月で体重八四キロ、体脂肪二八パーセント、腹囲九八センチとなりました。
一年後には体重七四キロ、体脂肪二〇パーセント、腹囲八八センチとすっかり以前の体型に戻ることができました。
それどころか検査データも、
血圧　一二〇／六〇mmHg
空腹時血糖　九二mg／dl
HbA1c　五・二パーセント
中性脂肪　一五四mg／dl
という、薬もなしですっかり健康体に戻ってしまいました。これこそが医療費増大に苦しむ厚生労働省の求めているものなのです。薬はいっさい使わずに肥満と決別することができ、病気とも無縁になるのです。

次に検証したのが腹筋ダイエットです。腹筋をつけることで基礎代謝量アップにつながり、おなかもへこむということで、メタボ退治にも効果的なのです。背伸びダイエット確立以前のダイエット外来でも運動する時間のない人には一日数十回の腹筋と腹式呼吸を指導していました。

しかし、これが皆さん続かないのです。普通の腹筋運動は女性で腹筋がない人はすぐに筋肉痛を起こすし、中年以降の人では、腰を痛めてしまった、あるいは、はなから腰が痛くてできないと訴える人も少なくありませんでした。

EMSダイエット

患者さんの中には、よくテレビの通信販売で紹介されている「EMSマシーン」を購入する人もいました。

EMSとはElectrical Muscle Stimulationの略で、日本語に直訳すると、電気的筋肉刺激という意味で、通常、人間は体を動かすとき、脳からの指令（電気信号）により、筋肉が運動します。腹筋運動をするときに、腹筋は脳からの指令を受けることにより、筋肉を収縮するのです。

ＥＭＳマシーンは脳からの指令（電気信号）と同様の信号を器具から送ることにより、筋肉を動かすというシステムです。ＥＭＳは自発的な運動よりも高い筋力値を与えることも可能で、高い運動効果が得られることは実証済みです。スポーツ選手の筋力トレーニングやリハビリなどの医療目的など、広い分野で使用されています。

ブルース・リーも、筋肉を強化するためにＥＭＳマシーンを使っていたといわれています。

ＥＭＳマシーンは電気刺激による筋肉運動で、ダイエットの効果を得るためにも用いられるようになり、「ＥＭＳダイエット器具」とも呼ばれています。しかし、ＥＭＳ運動を続けることで、ダイエットの効果はあるのでしょうか？　また、あるＥＭＳマシーンは「一〇分間で六〇〇回の腹筋運動の効果」との謳《うた》い文句で宣伝していますが、本当にそれだけの効果があるのでしょうか？　ここが、皆さんが知りたいところだと思います。

「一〇分間で六〇〇回の腹筋運動の効果」というのは、あおむけに寝た体勢から上体を起こす一般的な腹筋運動を六〇〇回するという意味ではありません。ＥＭＳマシーンにより六〇〇回腹筋の収縮、弛緩を繰り返す運動ができるという意味です。ＥＭＳダイエット器具による筋肉への負荷は設定や機械により異なりますが、ＥＭＳによる腹筋運動一回と、実際に上体を起こす腹筋運動一回の筋肉を鍛える効果を比較した場合は、明らかに後者のほうが効果は高いように思います。

Dさん（62歳・男性）。大変な太鼓腹でゴルフのときスイングが苦しくなってきたからという理由で、通信販売のEMSマシーンを購入しました。

じつは、通信販売で売られているものは「低周波」しか出せません。低周波だけですと筋肉の表面ばかり動くので電気刺激でピリピリと痛いだけです。奥のほうの筋肉には何の影響も及ぼさないので、効果は期待できないと考えてください。その結果、効果があまりないうえに面倒くさくなり、いつものダイエットグッズと同様に邪魔者と化してしまうのです。

なかには業務用で高精度の高周波が出せるものがありますが、一台当たり数十万円～数百万円もします。そのため、美容整形やエステなどではかなり高額な料金で施術しているようです。当然のことながら、効果が出るまでには相当なお金と時間がかかることでしょう。

背伸びでゴルフも上達

さてDさんですが、二週間ぐらい通販のEMSマシーンを使っているうちに、おなかに違和感を感じて当院に相談に来られました。皮下組織が硬く少し色素沈着が見られ、押すと痛みを感じます。低温やけどでした。

「少しでもおなかをへこまそうとして、寝ているときにもずっとつけていました。あの振動は起きていると気になってしょうがないし、だいたいが機械が邪魔でしたので、寝る前に装着するようにしました。寝ていると何とか気にならないと思ったのですが、そのうちどうにもおなかが痛くなって。やっぱり電気刺激を強制的に与えるなんて怖いですよね。

それから先生のおっしゃられたとおり、とにかくまじめに背伸びダイエットに専念しました。

今度は非常に楽でした。三カ月でウエストは一〇センチ縮んだのですが、それ以上に驚いたのが、人に呼びかけられたとき、今まではおなかが邪魔になって体ごと振り向いていたのが、気がつくと呼ばれても首だけで振り向けるようになったのです。邪魔なおなかがへこんだからだとばかり思っていたのですが、先生にそのことを話すと、それは首を支えている筋肉がパワーアップしたせいだと言われました。『あっ』と思いましたね。

しかし、それだけでは終わらなかったのです。

なんと念願のゴルフのボールの飛距離もいつの間にか伸びていたのです。てっきり体の切れがよくなったからだと思っていたのですが、背筋も腹筋も鍛えられるので、ボールの飛距離が伸びるそうです」

Dさんのデータです。

開始前
身長　一七二センチ
体重　一一八キロ
体脂肪　三六パーセント
腹囲　一二三センチ

三カ月後
体重　一〇四キロ
体脂肪　三〇パーセント
腹囲　一一二センチ

さらに一年後
体重　九八キロ
体脂肪　二六パーセント
腹囲　九八センチ

乗馬マシーンはどうか？

次に、今でも売り上げを伸ばしている乗馬マシーンについて調べてみました。

乗馬と言えば優雅なイメージを連想すると思いますが、じつはとってもよい全身運動になるのです。しかも、体脂肪を燃やし、減量によい有酸素運動なのです。なんと、四〇分の騎乗で四〇〇〇歩のウォーキングと同等のカロリー消費をするのです。

また、姿勢がきれいになることも大きなポイントで、背筋が伸びて腹筋が引き締まります。そして普段使わない足の内側の筋肉を使うことにより、下半身も引き締まるそうです。

股関節が開き、足が伸び、たるみ防止効果も期待できます。しかしながら、この方法の問題点はやはり器具にお金がかかり、場所もとってしまうことです。しかも最低一五分は必要ということで時間もとられます。

お年寄りでかえって腰を痛めたという話も聞きますし、いずれにせよ人間の宿命ですが、必ず飽きてしまいます。

E子さん（75歳・女性）。肥満のためかひざが痛くて歩けない方です。あまりに太って歩くのも息切れがするため、痩せなければということでお孫さんから乗馬マシーンをプレゼントされたそうです。

「なんと乗馬一日目でぎっくり腰を起こしてしまい、あえなく乗馬ダイエットは終了してしまいました。しかもけっこう、場所をとるため、やらなくなってしまうとただ器具が邪魔になってしまっただけでした。置いておかなければ孫に悪いですから処分できないし。だいたい、歩くこともままならないのに乗馬なんて無理でしたね。

整形外科に行って腰が治ってから、そこの整形の先生から佐藤先生のダイエット外来のことを勧められ受診しました。座ったままでもできる、背伸びダイエットです。効果のほうも大変満足で、三カ月でウエストが五センチ縮んだのに加えて不思議なことに風邪を引かなくなりました。以前は季節の変わり目には必ず長引く風邪を引いたのですが、先生は基礎代謝量が上がり、体温が上昇して免疫力がアップしたせいだとおっしゃります。

たしかに平熱が〇・三度くらい上がって手足の冷えがよくなった気がします。なんでもっと早くこの、背伸びダイエットに出合っていなかったのか、それだけが悔やまれます」

E子さんのデータです。

開始前
身長　一六二センチ
体重　九一キロ
体脂肪　四七パーセント
腹囲　一〇三センチ

三カ月後
体重　八八キロ
体脂肪　四三パーセント
腹囲　九八センチ

さらに一年後
体重　七七キロ
体脂肪　三九パーセント
腹囲　八九センチ

逆《さか》さぶら下がり健康器とは？


体験者の話にもあるとおり、世間にはいろいろなダイエット法が存在します。

しかし検討するとどれも何らかの問題がありました。何か簡単でしかもお金のかからないダイエット法はないものかと研究しました。

そんな試行錯誤、五里霧中のときに私の目に飛び込んできたのが、「逆さぶら下がり健康器」です。

この機器の宣伝文には、こう書かれています。

「人間は直立歩行のおかげで進歩を遂げる一方、背骨の障害や腰痛の悩みを抱え込むこととなりました。

昼間、たったり座ったりして生活している間、私たちの背骨には重力で押し縮められ、椎間板からは水分が押し出されています。夕方計った身長は朝よりも一・五センチ前後短くなるくらいです。

現代の生活は腰に過酷な条件がいっぱいです(長時間の労働、立ちづくめ、座りづくめの仕事、運動不足や、スポーツによる疲労)。背骨にかかる負担によるばかりでなく、ストレスが増え筋肉が弱くなっているために、腰や背中の故障に悩む人々は増え続けています。そこで登場したのが自宅や会社で手軽に使える逆さぶら下がり健康器なのです。

原理は簡単。昼間縮んだ背骨は夜寝ている間に元に戻りますが、この自然な回復過程をさらに推し進めたのが逆さぶら下がり健康法です。

いわば、自然な牽引療法です。頭を下にしてぶら下がることで、自分の体重で背骨をひっぱって伸ばし、筋肉の緊張をゆるめるのです。同時に心臓などの循環器の機能も高めます。「柔軟で若々しい身体をつくることで、肩こりや緊張性頭痛が軽減、肌や毛髪が健康に、動作が敏捷になり、中年太りも解消されます」

宣伝文には、最後に中年太りも解消とあります。これは、確かに楽そうで気持ちよさそうですが、やはりマシーンにお金がかかりますし、場所もとります。そもそも、逆さぶら下がりということは、ぶら下がりの反対体勢です。

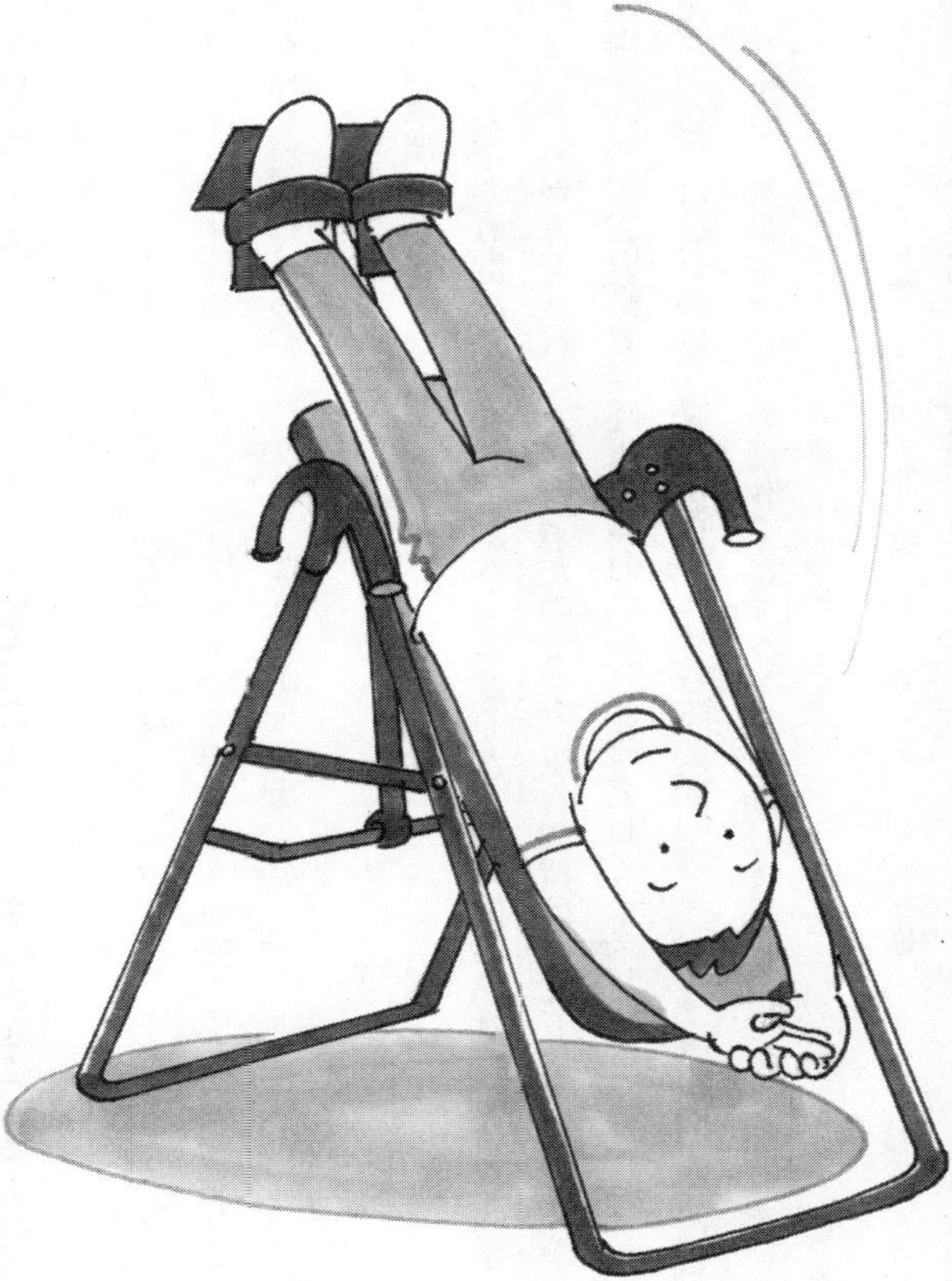

背伸びダイエットのヒントになった「逆さぶら下がり健康器」

そこで思い出したものは、私が中学生のころに大ブームを巻き起こしたあの機械です。「ぶら下がり健康器具」。

じつは今、静かにブームが再燃しているそうです。インターネット検索でもぶら下がり健康器具のコマーシャル記事を見ることができます。懐かしさを覚えずにはいられないのですが、画像を見た瞬間に「あっ、これだ」と直感が走りました。

ぶら下がり健康法とは？

そこで、ぶら下がり健康法について調べてみました。この健康法は日本体育大学の故塩谷《しおたに》宗雄《むねお》教授という方が考案されたものだったのです。塩谷教授は一九五〇年くらいから全国の農村や工場を回って、労働者の健康や体力づくりを研究してきました。

行く先々で目に付いたのは、腰痛に苦しんでいる農民の姿でした。戦後間もない日本では、田植えや草取り、稲刈りといった農作業はすべて腰を曲げて手作業で行なわれていたからです。

「何とかしてあげたい」と考えた塩谷教授はある日、鉄棒で遊ぶ子供たちの姿を見てひらめきます。そして、腰痛の人を鉄棒にぶら下がらせ、体を支えながらゆっくりと伸ばしてあげました。すると、効果がたちまち現われたのです。ぶら下がる前後に、エックス線で腰を撮影すると、骨と骨との間隔が開き、背骨もまっすぐ伸びていることがわかりました。

塩谷教授は「どこでもいいから、ぶら下がれる場所を見つけたら、ぶら下がりなさい」と、ぶら下がり健康法を全国各地で指導、一九七五年には健康雑誌『壮快』で発表しました。

一九七九年にはテレビの通信販売を通じてぶら下がり健康器具が大ブームになったのです。しかし、翌年には、ブームは急速に沈静化。器具はもの干しざお代わりになり、いつの間にか姿を消していました。

ラジオ体操も背伸びから

「背伸び」は、「ぶら下がり」とは一見反対の体の動きに思われます。当時のぶら下がり健康法はほとんどの人が足を宙に浮かせてぶら下がっていました。しかし、そのやり方は、本当に間違ったものだったのです。実に足を地面にしっかりとつけた状態で無理なく背を伸ばすことが、本来の正しいやり方だったのです。

従って、ぶら下がり健康法というよりは、背伸び健康法といったほうが正確だったのかもしれません。

「NHKラジオ体操第1」の出だしの体操も背伸びの運動から始まりますが、かかとはしっかりつけてと指導されます。そうすることで背中の筋肉が使われて体操の効果が断然変わってくるのです。現代人に背中が曲がった人が多いのは、背中の筋肉、特に脊柱起立筋《せきちゅう》が弱いからなのですが、ラジオ体操の背伸び運動を意識して正しく行なうと筋肉がついて骨を支え、骨格もよくなり姿勢も正しくなるのです。

そして背伸びをすることで腹筋も引き締まり、骨盤の歪みがとれてくるのです。

そしてさらに、背伸びをすると胸郭が開き深い呼吸になります。これも基礎代謝量を大いに高め、ダイエットに多大なる貢献をしてくれます。難しい呼吸法は不要です。ただ背伸びをしながらゆっくり、大きく呼吸することを意識するだけでよいのです。この呼吸なら誰にでもできます。

なんと、ただたんに背伸びをするだけで、ダイエットのカギを握る呼吸法と骨盤矯正が自動的に行なわれるのです。この方法なら時間も場所もお金もかかりません。

まさに私が探し求めていたダイエット法が、そこにあったのです。「背伸びダイエット」が誕生したのはこの瞬間でした。その後、地元の健康雑誌に「背伸びダイエット」として初めて発表しました。

背伸びなんて物足りない！

しかしながら、ダイエットの運動は一日一万歩以上歩いて、スポーツクラブでたっぷり汗をかかなければ効果がないと思い込んでいる、健康に関心のある層からはあまり反響がありませんでした。こういう雑誌を読む方は普段から食事に気をつけていて、定期的に運動をしっかりやっている、いわば「ダイエットの優等生」の方たちが多いのです。優等生にとっては「背伸びで運動？」「背伸びでダイエット？」という違和感があるようです。それでけっこうなのです。

はじめにも言いましたが、まず最初に「背伸びダイエット」をしていただきたいのは、痩せなくてはいけないのに、疲れて、時間がなくて、あるいは体の具合が悪くて運動なんかできないといった、今までどうしても痩せられなかった、いわばダイエットの問題児さんたちなのです。

多くの背伸びダイエットの患者さんが感想を話されているとおり、私も最初に背伸びをしたときの驚きは忘れません。肩甲骨《けんこうこつ》・脊柱起立筋《せきちゅうきりつきん》を意識して、まずは背伸びをたった三〇秒したただけで、筋が痛くなります。いかに今まで使っていなかったかの証拠です。

それから、体がすぐ温かくなるのを実感します。

脊柱起立筋にたくさん存在する褐色脂肪細胞が活性化されて基礎代謝量が上がり、熱を生み出しているのに違いありません。

一カ月後、体型が変わってきました。やや関取状態のおなかがしまってきました。朝の目覚めとともにトイレの大きいところへ直行するようになりました。便秘の解消です。そして、背が一センチ伸びて、今まで猫背気味だったのが、みるみる姿勢がよくなってきました。とっても自信に満ち溢れた表情に見えるようで、「すごく元気になったみたいだね」「若くなったみたい」とよく言われるようになりました。

若さの秘訣は背伸びです

そして、私自身が「背伸びダイエット」を始めてから一年後のある日のこと。ちょうど、背伸びダイエットを始める前に行って以来、ご無沙汰していた小料理屋さんから、開店一〇周年というハガキをもらっていたので、久しぶりにお店に顔を出しました。

女将さんが開口一番。

「先生どうかされたのですか？　すごくお痩せになられて。でも肌つやはきれいだし、なにかとっても、お若くなられたみたいですね。特別なサプリメントかなにか飲まれているのですか？　先生の若さの秘訣を教えてください」と、言ってくれました。

こうやって、背伸びダイエットは誕生しました。

背伸びをするだけで、ダイエットにとって重要な呼吸法も骨盤矯正も自然に行なわれているのです。なにも面倒な知識とか器具とかお金もかかりません。背伸びは我々人類に備わった自然な健康法なのですから。

次の章では背伸びのメカニズムを詳しく検証します。

背骨の仕組み

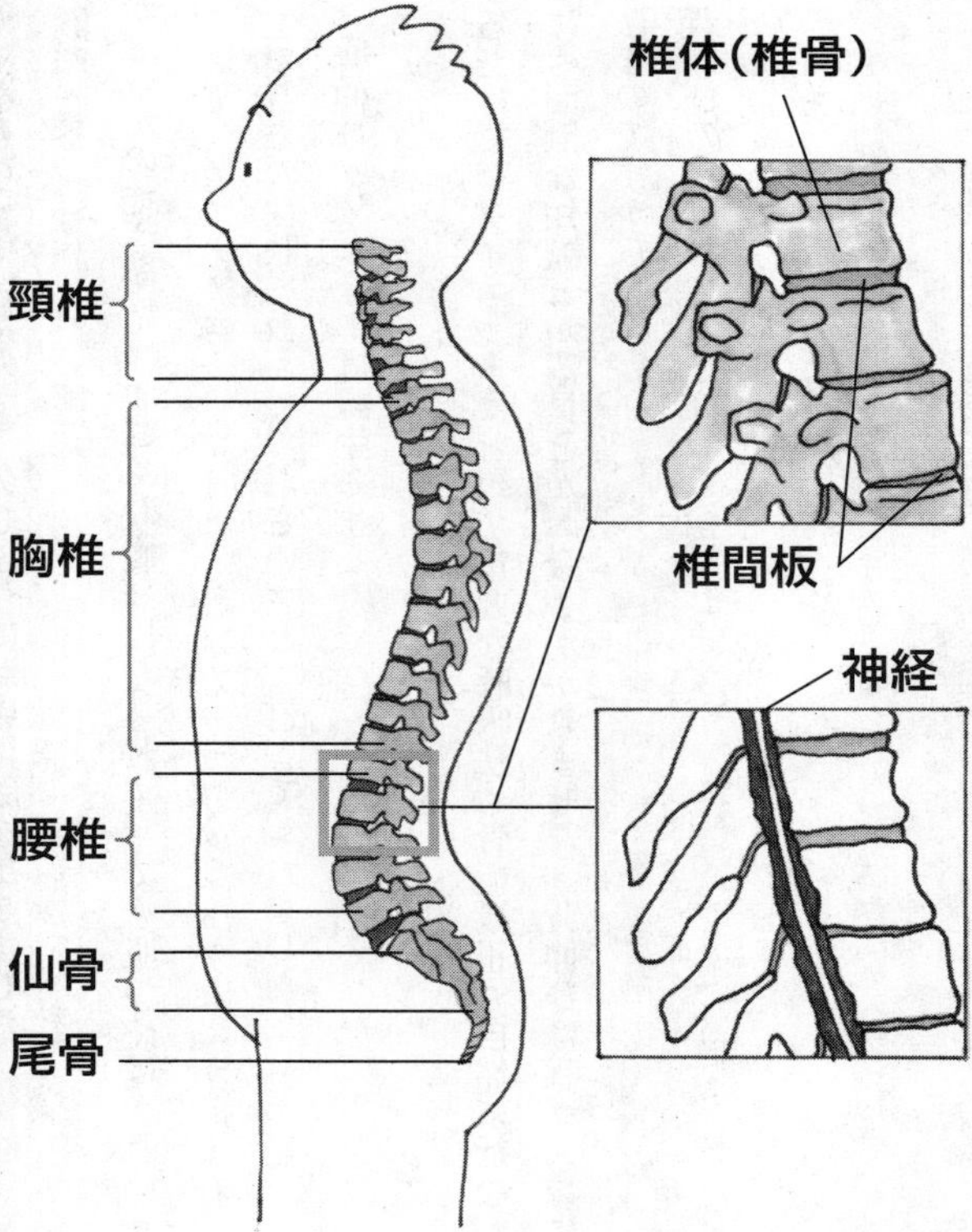

第3章　背伸びのメカニズム

背伸びの効用

①腹筋も引き締まる
②骨盤の歪みがとれる
③血流がよくなる
④便秘が改善される
⑤腰痛改善

背伸びは人間の本能

皆さんは背伸びというと、どういうイメージを持っているでしょうか？

いかにも疲れたお父さんみたいで、格好悪いようなイメージを持っていませんか。そう思っていた方は、今すぐ背伸びに対するイメージを一新してください。じつは背伸びという行為は、私たちが健康な体を取り戻そうとする大切な本能なのです。

犬や猫が寝起きに背伸びをする姿を見たことがあると思います。同じ格好で長時間休んでいると、血液は停滞し、筋肉は萎縮し、背骨は歪んでしまいます。それを正すために背伸びが有効であることを、動物は本能的に知っているのです。

動物だけではなく、赤ちゃんも寝起きには思い切り伸びをします。これも同じく背伸びなのです。

この行動は「知識」ではなく、動物に備わっている「自然治癒力を高めて病気を予防しようとする本能」なのです。しかし、頭でっかちになり、知恵で行動するようになった人間は、大切な本能を徐々に失いかけているのです。

朝、目覚めたとき、ほとんどの方が背伸びをやっていないと思います。人間は年をとってくると余計な知恵がついて、疲れているのを人に悟られては恥ずかしいとか、みっともないとかで人前で伸びをすることがなくなるようです。

腕を思い切りバンザイすることで肩関節の可動域を広め、五十肩予防にもなり、全身の萎縮した筋肉を伸ばそうとするストレッチ効果にもなります。しかも、体全体の筋肉に力を加えるために筋力低下予防、「今から筋肉を動かすぞ」という〝筋肉への命令〟作用などなど計り知れないほどの効果があります。

起き抜けに不用意に「ぎっくり腰」になってしまうのも、背伸びをしないために筋肉への命令が欠けることが原因のひとつだと言われています。

また、筋力低下予防は転倒の防止にもつながります。このことはお年寄りの骨折による寝たきりが減少することにもなりますので、医療費の抑制にもつながると思います。従って、背伸びはお年寄りに最も適した運動にもなるわけです。最近、お年寄りが筋力低下予防のため、無理に歩行をしての転倒や骨折が多く目立ちます。ぜひ、今日から背伸びに取り組んでください。

肩甲骨は別名「シャベル」

さて、背伸びのダイエット効果ですが、肩甲骨という骨の名前はよく耳にすると思います。

肩甲骨の構造図

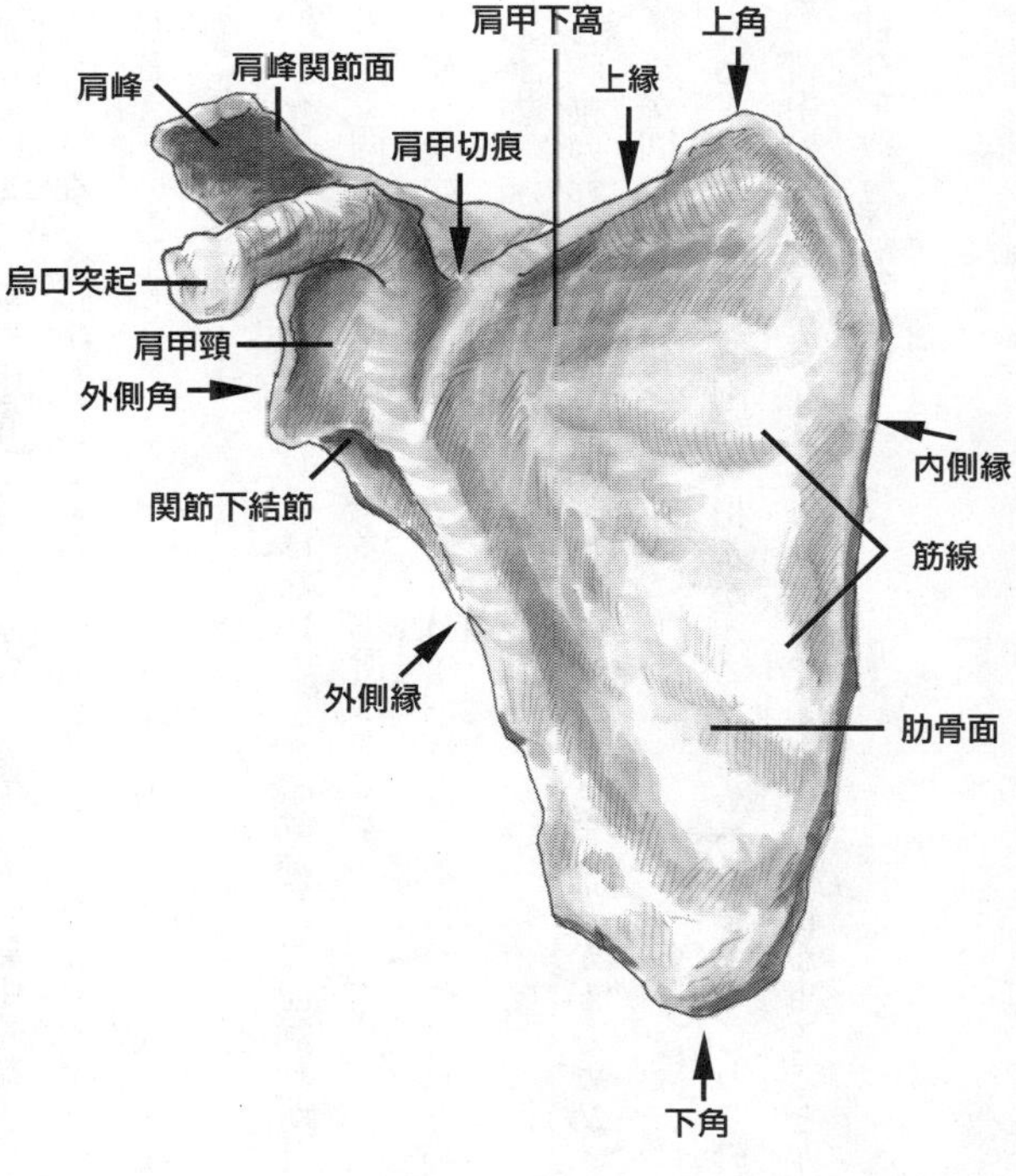
肩甲下窩
上角
肩峰
肩峰関節面
上縁
肩甲切痕
烏口突起
肩甲頸
外側角
内側縁
関節下結節
筋線
外側縁
肋骨面
下角

ちなみに、本来の用字は肩胛骨《けんこうこつ》で、「肩甲骨」は代用字なのです。人の肩甲骨は肩に一対あり、後方から肋骨を覆っている三角形状をした大型の骨です。これも余談ですがラテン語の解剖学名はSCAPULAといいまして、これは「シャベル」の意味で、古代人が土を掘るためにこの骨を使ったことからきています。

「肩甲骨を押すと痛むのですが、ぶつけた覚えはないので、心筋梗塞の前触れかどうかが心配です」などと、外来で聞かれることが非常に多い場所なのです。

特にパソコンなどを使う人に多いのですが、デスクワークでは肩や首が前に出た姿勢をしています。

この姿勢は、頸椎と胸椎の移行する部分（頸胸移行部）に最も負担がかかるため、首の付け根が痛くなったり、首が回しづらくなってくるのです。

また、顎が上がるため、首の後ろの筋肉に負担がかかることもあります。これらのことが原因で肩甲骨が開き、背中の筋肉の過度な緊張によってそのような症状が出ることがあります。じつはこれも背伸びで改善されるのです。

脂肪を燃焼させる脂肪細胞

この肩甲骨のまわりにある脊柱起立筋という筋肉の中に、脂肪を燃焼させる働きを持つ褐色脂肪細胞という、いわゆる善玉脂肪細胞がたくさん存在します。ちなみに、脂肪を蓄積する悪玉は白色脂肪細胞といいます。脊柱起立筋は、上体の姿勢を保つ働きをする筋肉です。立っているだけでも自然に使われている筋肉で、地球の重力に耐えられるのは脊柱起立筋が大きな役割を果たしているからです。

じつは、脊柱起立筋という独立した筋肉はありません。骨盤から脊椎をつないでいる、表面からは見えない細長い深部筋肉群を総称して脊柱起立筋と呼んでいます。そして、これらの筋肉それぞれでは大きな力を発揮することはなく、まとまって脊柱を安定させ、文字どおり脊柱を「起立」させるために働きます。

背部の筋肉のうち、背部深層にある筋肉の総称を棘背筋《きょくはいきん》といいます。棘背筋のうち、長筋である筋肉の総称を長背筋《ちょうはいきん》といいますが、脊柱起立筋はこの長背筋に属します。さらに、外側の筋群を腸肋筋、中間内側の筋群を最長筋、最内側の筋群を棘筋というふうに呼びます。

この筋肉が衰えるといわゆる猫背になります。この脊柱起立筋をシャキッと伸ばすと、褐色脂肪細胞が刺激されて脂肪燃焼が促進され、ダイエットにつながるのです。しかも、背伸びはそれだけでなく、体を元気・健康にもするのです。

心理療法で確立された自己コントロール法ですが、人間は肩を落として背中を丸めたような姿勢では、理由もないのに悲しい気分になるのだそうです。

逆に自信に満ちた人とか、美しい女性は、皆大変きれいな姿勢をしています。初対面の相手に対して、姿勢よく目を見て笑顔で話しかけることはビジネスで成功する第一歩です。

脊柱起立筋は「気をつけ」の姿勢を保持するときには両側の筋肉を使い、上体を回したり傾けたりするときには片側の筋肉を使います。

脊柱起立筋は緊張している状態が長く続くと非常に傷みやすい筋肉です。機能が低下していると猫背になってしまったり、腰痛などの痛みとなって体に現われてきます。背伸びをすると脊柱起立筋の機能が高まり、よい姿勢が保持できるようになります。また、猫背の予防にもつながるのです。

そして、背伸びで体全体を伸ばすことにより、

①腹筋も引き締まる

②骨盤の歪みがとれる

背部筋群の構造図

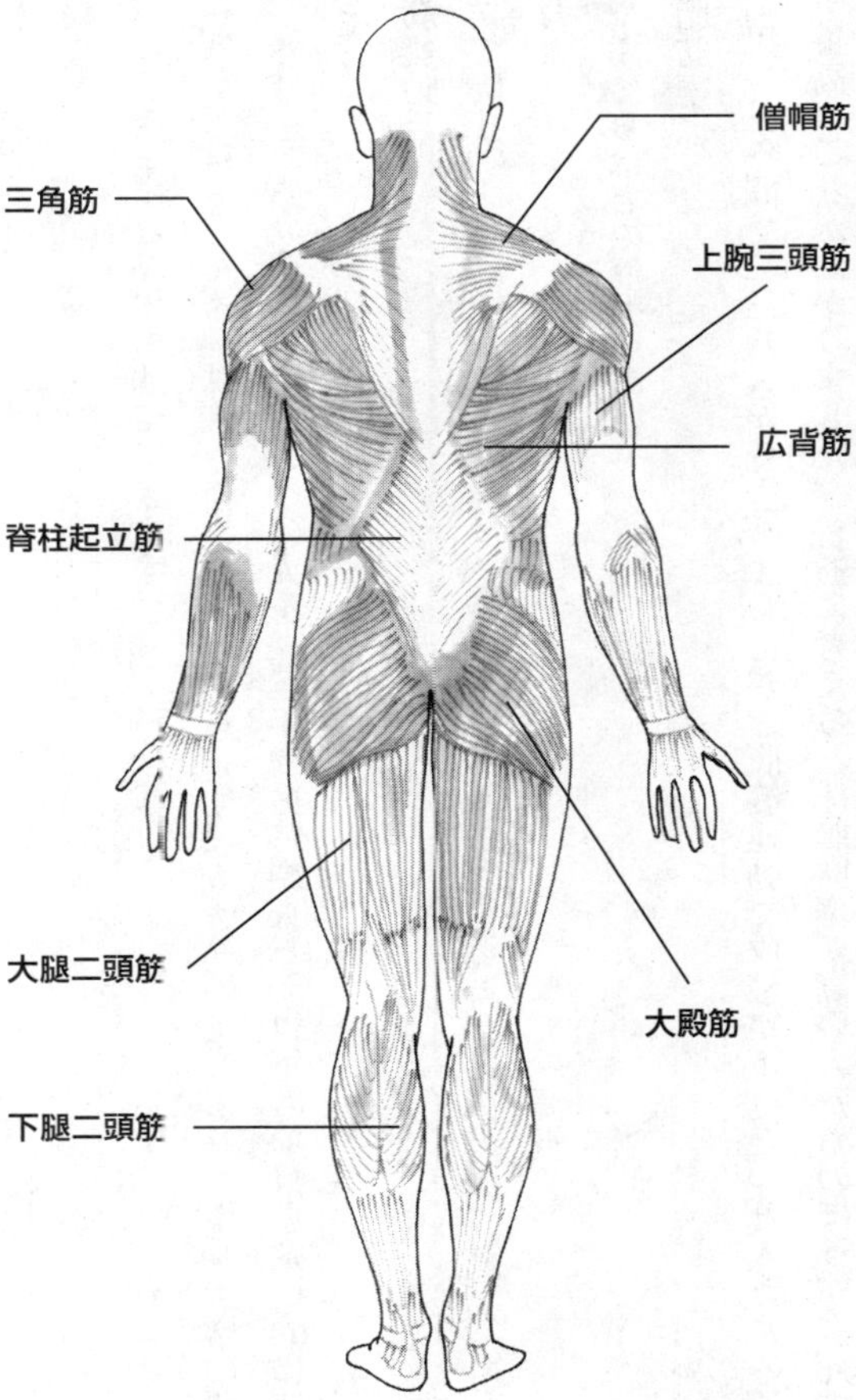
僧帽筋
三角筋
上腕三頭筋
広背筋
脊柱起立筋
大腿二頭筋
大殿筋
下腿二頭筋

③血流がよくなる
④便秘が改善される
⑤腰痛改善
といったさまざまな効果も期待できます。

腹筋に関しては、とても興味深い研究結果があります。カナダのモントリオール大学の研究者が二〇歳から六九歳までの八〇〇〇人を一三年間追跡調査し、以下の項目を定期的に測定しました。
①腹筋運動
②腕立て伏せ
③握力
④腰やふくらはぎの筋力
⑤体脂肪率
その結果一三年間で二三八人が死亡しましたが、腹筋運動で成績が下位だった人たちの死亡率が一番高いことがわかりました。普通に考えると体脂肪率が高い人たちのほうが、死亡率が高いような気がしますが、結果は違いました。

これはなぜかと言いますと、胃腸が健康にとても、重要な臓器だからです。胃腸なんてただ食べ物が入って消化して出すだけの臓器であり、焼肉でいうと一番安いホルモンのイメージで、どこか下等な印象があります。

ところが、胃腸は第二の脳、「考える胃腸」といわれるくらい高等な臓器なのです。胃腸には脳に存在するような神経伝達物質がたくさん存在します。なかでもうつ病に関係するセロトニンという神経伝達物質の九五パーセントが胃腸に存在しているのです。セロトニンの減少とうつ病は深く関係しているのですが、セロトニンのバランスが崩れても、腹痛や下痢を引き起こすことになるのです。

ストレスで胃腸の調子がおかしくなるのも、うなずける話です。この胃腸をおおって保護しているのが腹筋で、これがなくなるとおなかが冷えます。

一方で、腸という場所にはがんを退治するリンパ球が全身の七〇パーセント集中しているくらいの免疫の中心センターでもあるのです。体温が一度下がると免疫力が三〇パーセント低下することが知られています。

「おなかを出して寝ると風邪を引くよ」というのは、この免疫力が低下することと大いに関係しています。

メタボは突然死の原因になる

メタボ花盛りの現代社会を反映してか、見事なまでの太鼓腹をとてもに多く見かけます。特に、最近は若い人の間でも、この太鼓腹が目立ってきた印象があります。それを、貫禄があるように見えるからいいと思っていると、間違いなく突然死の原因に結びつくのではないかと考えられます。

なぜならメタボと認定された方の心筋梗塞や脳梗塞を起こす危険は正常の人の三〇倍以上になります。しかも腹筋がなくなって脂肪がついて太鼓腹になると腸の押さえがなくなってしまうために、腸がどんどん長くなってしまいます。

腸が長くなるということは、一刻も早く外へ出さなければならない発がん物質の滞在時間も長くなります。

また腸が空気にあたる面積が多くなるので、おなかが冷えてしまいます。まるで空冷式のエンジンのようにおなかが冷やされるのです。

しかも、筋肉は温かいですが脂肪は冷たいのです。先述したように、冷えると免疫力が低下しますし、腸の動きも悪くなって便秘になってきます。

今、日本人の体温低下が問題となっています。今から三〇年前の一二歳の子供の体温は平均三六・八度でしたが、今は三六・三度と〇・五度も低下していることが明らかになっています。

お年寄りで三六度を超える人は珍しいような印象さえあります。これは冷暖房完備の結果、我々が熱産生能力の低下を引き起こしているためだとも言われています。また車社会、あるいは子供たちが外で遊ばなくなった結果、筋力の低下がどんどん起こっています。

子供たちの運動能力の低下は、今や重大な社会問題です。筋力低下のすえ、基礎代謝量が低下し、体温は下がって体脂肪が燃えにくい体となり、そして肥満の子供が増加の一途をたどっています。

ムキムキマンのような立派な体でなくてもいいと思いますが、せめて、背伸びダイエットで腹筋も一緒につけてあげましょう。背伸びダイエットの効果で、無理なく苦痛なく腹筋がついてくるのです。

パワーの源《みなもと》、筋繊維《きんせんい》

背伸びダイエットでは、腹筋だけでなく全身のいろいろなところに筋肉がついてきます。これは、スロートレーニングといわれる運動と同じ効果で、女性が気にするムキムキには決してなりません。

筋肉は、筋繊維が束になった筋束《きんそく》の集まりで構成されています。ですから、筋肉の大本は筋繊維ということになります。この筋繊維を鍛えることで筋肉が肥大したり、強くなったりするのです。そして筋繊維が伸び縮みすることで人も動物もパワーを生み出すことができるのです。

人は筋肉の働きによって立ったり、歩いたり、重いものを持ったりできるのです。それだけでなく、パソコンで作業している瞬間もこの本を読んでいる今このときも、あなたの筋肉は伸び縮みしているのです。

また、筋肉の伸び縮みを支えているのが〝腱《けん》〟です。筋肉の両端は腱といい、それが骨に密着しているのです。

余談ですが、アキレス腱はふくらはぎの腓腹筋《ひふくきん》と平目筋《ひらめきん》をかかとの骨にある踵骨隆起に付着させる腱です。人体で最も強く最大の腱で、歩行や跳躍などの運動の際に必要になります。「○○さんのアキレス腱は△△だからな」のように、比喩的に強者が持つ急所を指す言葉として用いられることも多いですね。

速筋《そっきん》と遅筋《ちきん》

私たちが、このようにさまざまな活動を行なうことができるのは筋肉のおかげなのですが、筋繊維は、その性質の違いによって二種類に分けられるのです。

それが「速筋」と「遅筋」です。

この二種類の筋繊維が混ざり合って筋肉を構成しているのです。速い筋肉と遅い筋肉。それぞれ対照的な働きを持つ筋肉です。

「速筋」は、瞬間的に大きな力を出せる瞬発性に優れた筋肉で、短距離走やウエイトリフティングなどの種目で必要とされるのがこの「速筋」です。このことから言えるのは、瞬発力を必要とするスポーツが得意な選手は、「速筋」に優れていることになります。

速筋は、糖質をエネルギー源としますが、その糖質は筋肉中に少ししかないため短時間のうちに消耗してしまう、いわゆる持久力がないということになります。

従って、大きなパワーをずっと出し続けることが難しいのです。いざというときに力を発揮する筋肉が「速筋」ということになります。そのため、普段の生活の中であまり速筋は使われることがありません。

電車に間に合わない場合などに駅までダッシュしたり、すごく重たいものを持ったり、高いところからジャンプして着地するときや転びそうになって手や足でバランスを整えるときなどに活躍する筋肉で、非常時型とも呼べるでしょう。

また、筋肥大を目指す場合は、強い負荷でトレーニングをする必要があるため、瞬間的に大きな力を生み出せる「速筋」を使うのです。つまり、ウエイトトレーニングで鍛えられるのは、もっぱら速筋なのです。

さて、速筋は普段あまり使われないのに対し、普段使われる筋肉は「遅筋」です。

色が赤いことから別名「赤筋」とも言います。遅筋は全筋量の七〇〜八〇パーセントを占めており、体全体のエンジン的な役割をしているのです。「遅筋」は、大きな力は発揮で

速筋と遅筋の特徴

速　筋	遅　筋
● 瞬発的に大きな力を出せる	● ゆっくり小さな力を持続的に発揮できる
● 筋肉の収縮速度が速い	● 筋肉の収縮速度が遅い
● 疲労しやすい	● 持久力に優れ疲労しにくい
● 筋肥大しやすい	● 筋肥大しにくい
● 血流が少ないので白っぽく見える	● 血流が多いので赤く見える

きませんが、長い時間運動を続けるときに大活躍する筋肉なのです。そして、遅筋は脂肪を利用することでエネルギーを作り出すようになります。

主に有酸素運動時に使われる筋肉が「遅筋」で、筋肥大はほとんど起こしません。その代わりに遅筋を鍛えることで、よりエネルギー消費を生み出すことのできる良質の筋肉になっていくのです。より多くの脂肪をエネルギーとして利用できるようになるからです。

さらに言うと、スロートレーニングといってゆっくり筋肉を動かす運動を続ければ、運動中に脂肪が燃え、さらに遅筋も鍛えられます。これで太らない体作りの好循環サイクルが出来上がることになります。背伸びダイエットは、まさにこのスロートレーニングの究極の簡単形なのです。

背伸びダイエット＝遅筋を鍛える＝脂肪燃焼という図式になるわけなのです。

脂肪が気になる人は、スロートレーニング＝背伸びを行なうことが得策なのです。

最初にもお話ししましたが、遅筋を使う背伸びダイエットではいくらやってもムキムキマンにはならないのです。筋肉をつけてムキムキマンになるためには、ウエイトトレーニングで「速筋」を鍛えることが必要ですが、ボディビルダーでもない限り必要はありません。瘦せるためには、ウエイトトレーニングは逆効果、背伸びで十分なのです。

さて、この背伸びダイエットで鍛えられるのは脊柱起立筋をはじめとして、僧帽筋、大胸筋、腹直筋、大腰筋、大殿筋、三角筋、広背筋、大腿四頭筋、上腕三頭筋などの赤い筋肉（遅筋）です。

これらが鍛えられると、体脂肪を分解する働きを持つ成長ホルモンが多量に分泌されます。

寝る子は育つ

成長ホルモンとは脳の中の脳下垂体というところから分泌されて、その名のとおり体の成長を促す役割をします。

このホルモンは一三歳～一七歳のいわゆる成長期といわれる時期に分泌量のピークを迎えます。足や腕の骨に働きかけて骨を長くするので、身長が伸びることになります。この時期に成長ホルモンの分泌が悪いと、背が低いままになってしまいます。

「寝る子は育つ」という格言どおり、成長ホルモンは睡眠中や運動後により多く分泌されます。二〇歳を過ぎると骨の成長が止まるので身長は伸びなくなります。成長ホルモンの分夢」と「発見」!
ない

充実人生をサポートする
祥伝社新書
SHODENSHA SHINSHO

祥伝社新書
SHODENSHA SHINSHO

祥伝社新書

まだまだあるぞ、《夢》と《発見》
充実生活をサポートする祥伝社新書

泌も年齢とともに低下します。

成長ホルモンは皮下組織の水分含有量を高める作用を持つことが、明らかになっています。二〇代の女性の肌はパンと張っているのに、二五歳はお肌の曲がり角といわれ、急にしぼんでしまうのは、まさにこの成長ホルモンの急激な減少が関係していたのです。

近年、欧米を中心に成長ホルモンを使った若返り療法が行なわれ、ハリウッドスターたちの中にもこの治療を受けている方がいるそうです。その効果は驚異的で、しわがなくなったり、太鼓腹がひっこんだり、さらに見た目だけでなく機能的にも若返るそうなのです。

では成長ホルモン療法を行なった人は、具体的にどうなるのでしょうか？

成長ホルモン分泌量の年齢推移

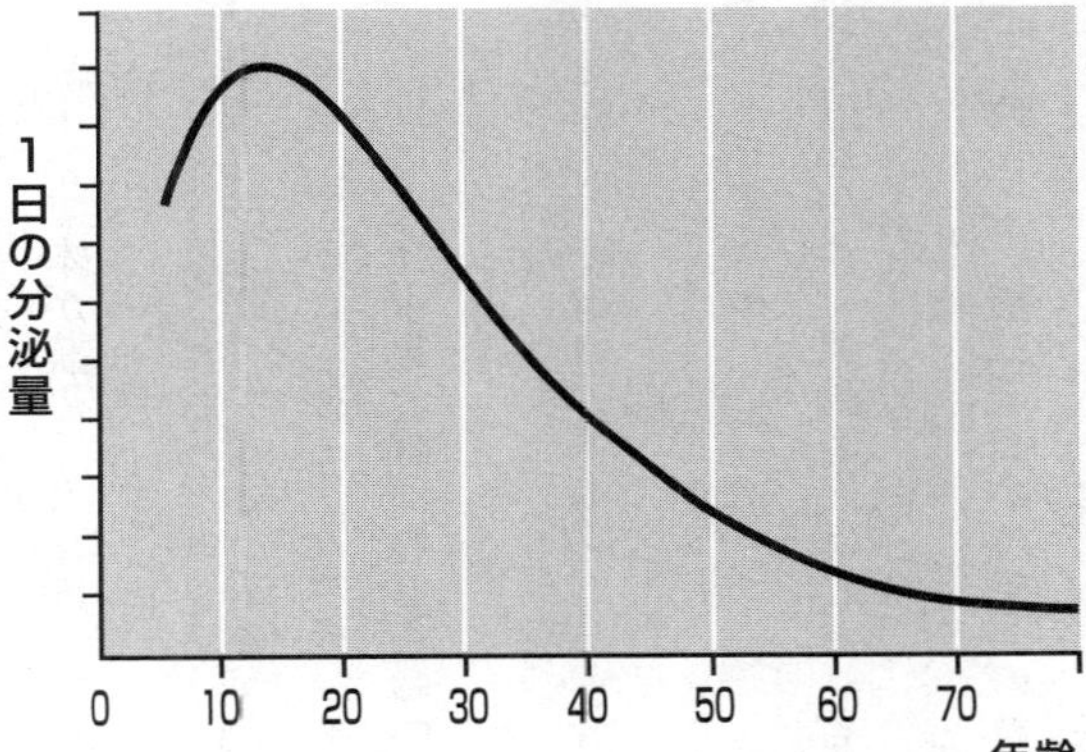

まず、疲労感がなくなり体が軽くなった感じがして、それから気分が高揚して幸せな気分になるそうです。視力、聴力が回復して、夜遅い時間にも平気で本が読めるようにもなります。

また、スタミナが増強して疲れにくくなり、記憶力も高まるそうです。それから夜何回もトイレに行っていた人がトイレに起きなくなります。薄くなっていた毛髪も黒々フサフサになり、さらに性的能力も改善するそうです。これは、いわゆる老化現象と呼ばれるものの回復に他なりません。

欧米では、成長ホルモンはアンチエイジングの特効薬とされています。ちなみに成長ホルモン療法は注射一回が二〇万円もするのです。

発がん性の問題もあり、注射などは感心できるものではありません。

お金をかけずに成長ホルモンを増やすには睡眠と運動が肝心です。運動も先ほどお話ししたようにスロートレーニングで十分なのです。

それから、アミノ酸、特にアルギニン※やオルニチンというアミノ酸は成長ホルモンの材料になりやすいのです。

ということは、夕食にタンパク質を補給して背伸びをして寝れば、十分成長ホルモン効果

※＝コラム参照（以下同様）

コラム

アルギニンとオルニチン

■アルギニン

身体の中でタンパク質を作り、生きていくために必要不可欠なアミノ酸のひとつです。成長ホルモンの分泌に大きく関係しています。細胞の活性化、免疫力向上、筋肉増強などさまざまな働きがあります。体内ではグルタミン酸から生成されますが、それだけでは必要量には不足していると考えられ、食品からも摂取が必要なため準必須アミノ酸とも呼ばれています。アルギニンは大豆製品や鶏肉などに多く含まれています。

■オルニチン

オルニチンもアミノ酸の一種で、主な働きのひとつに成長ホルモンの分泌促進があります。アミノ酸には体内で作り出すことができない必須アミノ酸と、体内で他のアミノ酸から作られる非必須アミノ酸があります。オルニチンはこれらと別に単独で存在しながら、さまざまな働きをする遊離アミノ酸と呼ばれるアミノ酸の一種です。アルギニンとともに褐色脂肪細胞の活動を活発にして脂肪燃焼を促進します。肉や魚や大豆などのタンパク質に含まれている他のアミノ酸に比べ、食事から摂取しにくいアミノ酸ですが、しじみに多く含まれていることが知られています。

が得られるのです。

背伸びダイエットでお勧めの食事法は後ほどお話しいたします。痩せるだけでなく、若返り、アンチエイジングにも効果のある背伸びダイエット。そのよさがますますわかっていただけると思います。

前述したとおり、背伸びは骨盤矯正効果にも優れています。

「背伸びダイエット」は骨盤矯正にもつながるのですから、背伸びの健康効果は抜群といったところです。疲れたときに背伸びをすると、とても気持ちがよくなります。それから伸ばされた体の筋肉の刺激が脳に伝わって眠気が覚《さ》めるのも経験上おわかりかと思います。

そして、背伸びをすることで胸肋関節が開くことになり、骨盤がしまるようになります。骨盤がしまるとそれにつられるようにして骨格全体が引き締まっていきます。

締まった体は余計な贅肉や水分を溜め込まない理想的な体に変わってきます。それから締まった体は脳にも好影響を与え、食欲がコントロールされるようになります。このように、背伸びによって骨盤が引き締まり、矯正されて太りにくい体、食べすぎない脳になるという、ダイエットには願ってもない結果をもたらしてくれるのです。

中学生の四割が肩こり

ところで、日本人の肩こりの人の多さは有名で、厚生労働省の調査では中学生の四割が肩こりであるというショッキングな報告もあります。最大の原因は姿勢だと思われます。パソコン、ゲームなどは姿勢によいことはひとつもありません。このせいか、猫背などの姿勢の悪い人の増加が著しいそうです。

背骨の中には大事な神経が通っています。猫背で背骨が曲がると、自律神経が圧迫され、消化器系の不調、便秘、生理痛、疲れやすいなどの悪影響が現われます。おなかにも脂肪がたまりやすく、肥満にますます拍車がかかってしまいます。

特に女性はバストがたるむ、おしりが垂れるという美容上の大敵も現われてきます。これらから我々を救ってくれるのが背伸びなのです。

まとめますと、背伸びをすると特に脊柱起立筋を中心に全身の遅筋が鍛えられ、基礎代謝量アップによる脂肪燃焼作用が起きます。それから、スロートレーニング効果による成長ホルモンの分泌とそれに伴う脂肪燃焼効果とアンチエイジング効果が生じます。このメカニズムが、背伸びに隠されていたダイエット効果の秘密だったのです。

第4章　背伸びダイエット　食事法

背伸びダイエット中の食事——
朝は果物中心、昼は炭水化物（それも玄米が望ましい）、
夜はたっぷりの野菜にタンパク質。

背伸びダイエットと相性のいい食事法

さて、前章でお話ししたように、背伸びをするだけで基礎代謝量がアップし、痩せやすい体質を簡単に手に入れることができます。また、他にも免疫力増強・アンチエイジング効果もあるのです。このことが背伸びダイエットの強調すべきところなのです。

最初にもお話ししましたが、ダイエットといえば忘れていけないのが食事です。背伸びダイエットと相性のいい食事法はあるのでしょうか？

同じ量を食べても、太りやすい人と全然太らない人がいます。皆さんもこの事実にはお気づきだと思います。

なぜ、太りやすい人と太りにくい人がいるのか？　今までお話ししてきたように、やはり基礎代謝の違いだけなのでしょうか？

このことについて、アメリカのブレイ博士は「モナリザの仮説」というものを提唱しています。モナリザとはあの名画のモナ・リザではなくて、「Most Obesities kNown Are Low In Sympathetie Activity」の頭文字をとって、「ＭＯＮＡＬＩＳＡ」。日本語に直訳すると「多くの肥満者は交感神経の活動が低い」という意味です。

前にも説明しましたが、交感神経というのは私たちの心臓の動きや、呼吸、体温などをコントロールしている自律神経のひとつです。内臓や血管は、普段私たちが意識しなくてもちゃんと活動していますが、これは自律神経が働いているおかげです。

交感神経の活動が低いとなぜ太ってしまうのか？　それは、交感神経が私たちの体重や体脂肪の量を調整しているからです。

交感神経がきちんと働いていれば、人間は極端に太らないようにできているといってもよいでしょう。本来、人間はそれほど太らないようにプログラムされているのです。

まず、最初に食べ物を食べて満腹を感じるのは、脳の視床下部というところにある満腹中枢に指令が送られるからです。満腹になると、脂肪細胞の中からレプチン※という物質が交感神経を刺激し、信号が満腹中枢に送られ、「おなかがいっぱい」と感じるのです。

交感神経の働きがあって、初めて人間は満腹感を得ることができるわけです。

満腹中枢が信号を受け取ると、今度は満腹中枢から脂肪細胞に信号が送られます。「脂肪を分解せよ」「脂肪を燃焼せよ」という指令が出され、脂肪細胞は余分な脂肪を消費しようと活動を開始します。

そして、この信号を送る電線の役割を果たしているのも交感神経です。交感神経は食欲を抑制し、脂肪を消費するための裏方として働いているわけです。

交感神経活動が低下すると満腹感を得ることができず、摂食中枢のコントロールができなくなったり、白色脂肪細胞における体脂肪分解の低下、褐色脂肪細胞の熱産生の低下を引き起こして肥満になってしまうのです。

従って、肥満を予防、解消するためには交感神経の活動を高める必要があり、そのために最適なのが背伸びというわけなのです。背伸びには前述のとおり、下がったものは上げて、上がりすぎたものは下げるという、自律神経の調整作用がありますので、打倒「MONALISA」には最適の刺客です。

コラム

レプチン

1994年に発見されたペプチドホルモンで脂肪細胞から分泌されます。満腹になると脳の視床下部にある満腹中枢を刺激して、摂食行動をやめるように働きかけます。早食いがいけないのは満腹のサインをレプチンが伝える前にたくさん食べてしまうからです。また、レプチンは脂肪の貯蔵量もコントロールしており、体脂肪が増えると脂肪細胞からレプチンが分泌されるため、食欲が低下し、理論上は脂肪を減らす方向に働きます。

背伸びをすると首の神経節という神経の塊、中継所が刺激されて、交感神経の活動が正常化されるのです。活性化ではなく正常化なのです。

背伸びによって異常亢進していた食欲が正常化されるというダイエットにとってきわめて理想的なことが達成されるのです。

では、「MONALISA」問題が解決した後、背伸びダイエット実施にあたって食事で気をつけるべきことは何でしょう？　まず、我々が持つ体内時計に忠実に食べることです。

消化吸収、すなわち食事に関する体内時計は、次のように三つの時間帯に大別されます。

■午前四時〜正午＝排泄
■正午〜午後八時＝摂取
■午後八時〜午前四時＝吸収

朝は排泄、昼は摂取、夜は吸収

朝は、排泄の時間なのです。実は消化吸収には莫大なエネルギーを必要とします。そのため、排泄中は体も臓器も細胞も非常に疲れてしまいます。それなのに朝からしっかり食べては昨日の老廃物を排泄しようとしている妨げになり、結果的に不要物が排泄しきれずに体に残ってしまい、その結果として、むくみや冷えを引き起こして基礎代謝量も低下させてしまうという悪循環を引き起こします。

ただし、朝ごはんを抜いてしまうと特に脳細胞などがエネルギー不足になるため筋肉の分解が起こり、基礎代謝量が下がって太りやすくなってしまいます。そこで背伸びダイエット中は「朝食は果物を中心に食べることが望ましい」のです。

午前中は新鮮な果物を多めに食べていいのです。果物の食物繊維と水分のおかげで便秘も予防することができます。

正午までは排泄時間なのです。果物は酵素の塊《かたまり》なので、人間が内臓で消化する必要のない食物なのです。果物が大嫌いという人は、あまりいないと思います。ほとんどの人は果物が好きだと思います。

それも、そのはずです。人間の祖先は果物を食べて生きていたフルータリアンだったからです。そして果物こそ、人体の構造・機能上、すんなりと受け入れることができるだけでなく、浄化力・治癒力・機能維持力のすべてを与えてくれるのです。

砂糖やデンプン質食品と違い、果物は独自の消化酵素を持っているので、熟したときには消化が済んでいる状態なのです。体内に入ると同時にブドウ糖の形になることから、胃で消化される必要がなく、胃には三〇分くらいしか留まっていません。

果物は人間が最高の健康状態を保つために必要なものを、どんな食品よりも完璧に与えてくれます。浄化のための水分を豊富に含み、組織の中に有毒な老廃物をまったく残さず、消化のためのエネルギーを必要としない、人間にとって完璧な食べ物なのです。

人間の体にある「朝は排泄、昼は摂取、夜は吸収」というサイクル。これをスムーズにすることによって健康で太りにくい体をつくるのです。

言い換えれば、食べたものはすべて、エネルギーに変え、不要なものは排泄するということです。肥満は、食べたものがエネルギーにならず、排泄もされず、蓄積されていくことなのです。排泄の観点からすると果物はまさに完璧なのです。

朝はしっかりとらなくても果物と野菜で十分ですので、バナナに限らず、いろいろな果物を飽きないようにバランスよく食べましょう。私の場合、夏は野菜果物ジュース、冬は野菜果物ゼリーを常温で食べたりしています。

時間がない、面倒くさがり屋さんにはこれで十分なようです。果物だけでは力が出ないというのは思い込みにすぎません。

霊長類最強のゴリラは何を食べているかご存知でしょうか。あんなにパワーを持っているのに、果物と野菜しか食べていないのです。うなぎやステーキを食べているわけではないのです。

昼食までの間におなかが減ったと思ったら、「ゴリラはフルータリアン」を思い出してください。

昼から夜は摂取の時間

正午～午後八時までは摂取の時間帯です。

お昼ごはんは炭水化物を中心にしっかりとることが必要です。中心にというのは炭水化物とタンパク質を混ぜると消化がうまくいかず、肥満の原因になるからです。

これは消化に必要な酵素が違うためです。炭水化物を消化するアミラーゼはアルカリ性で、脂肪を分解するリパーゼは酸性といわれています。

両方を一緒に食べると、酵素が中和されて消化が阻害されてしまいます。素うどんだと胃がもたれませんが、天ぷらうどんはもたれた経験があると思います。ステーキによくポテトが付け合わせで出ますが、野生のライオンが肉と一緒にポテトを食べる光景を見たことはありません。

ちなみに彼らはまず草食動物の内臓を食べます。そこには、彼らが普段は摂取することができないビタミンや消化酵素が含まれているのです。酢豚にはパインアップルが付いていますが、それは肉をやわらかくする酵素が含まれているからです。

　昼は炭水化物中心の食事でかまいません。そば、うどん、ラーメンなんでもけっこうですが、なるべく、タンパク質と一緒に食べないようにしてください。炭水化物は車でいえば、ガソリンのようなエネルギー源で、体にはなくてはならないものです。とりすぎて余った炭水化物は、体脂肪となって蓄えられてしまう特徴があります。

　最近の研究で、脂肪を体に蓄積させるBMAL1《※ビーマルワン》というタンパク質が発見されました。これが分泌されるピークは、午後一〇時から午前二時です。同じものを食べても、昼より夜のほうが太るのはこのためです。

　蓄積される割合は一日の中で時間帯によって異なり、ピークの午後一〇時から午前二時までの四時間と最低の午後三時では、その差は何と二〇倍にもなります。

　ですから、炭水化物は蓄積割合の低い昼食時間帯にとるべきなのです。私は昼食を五〇〇キロカロリーの宅配弁当のおかずと自宅から持参の玄米ご飯に決めています。蓄積割合が低

コラム

BMAL1（ビーマルワン）

BMAL1は細胞内に存在するタンパク質で、脂肪組織に多く含まれています。ＢＭＡＬ１は私たちの生体リズムを刻む体内時計が正常に働くようコントロールする働きがあります。細胞内にＢＭＡＬ１の量が多いと脂肪の量も多くなっていて、両方が比例していることがわかっています。このことは2003年に日本大学薬学部の榛葉繁紀講師らのグループによって発表されました。

体内のＢＭＡＬ１の量は午後3時ごろには微量なのですが、午後10時から午前2時に最も多くなります。ピーク時は最も少ない午後3時頃の20倍に達するため「3時のおやつはそれほど太らない、夜遅く食事をしなければ肥満防止になる」ということになります。

また、肥満の人ほど昼間に減るはずのＢＭＡＬ１の量が高いまま止まってしまうこともわかっています。つまり、太れば太るほど脂肪を蓄積しやすく、太りやすい体質になるのです。

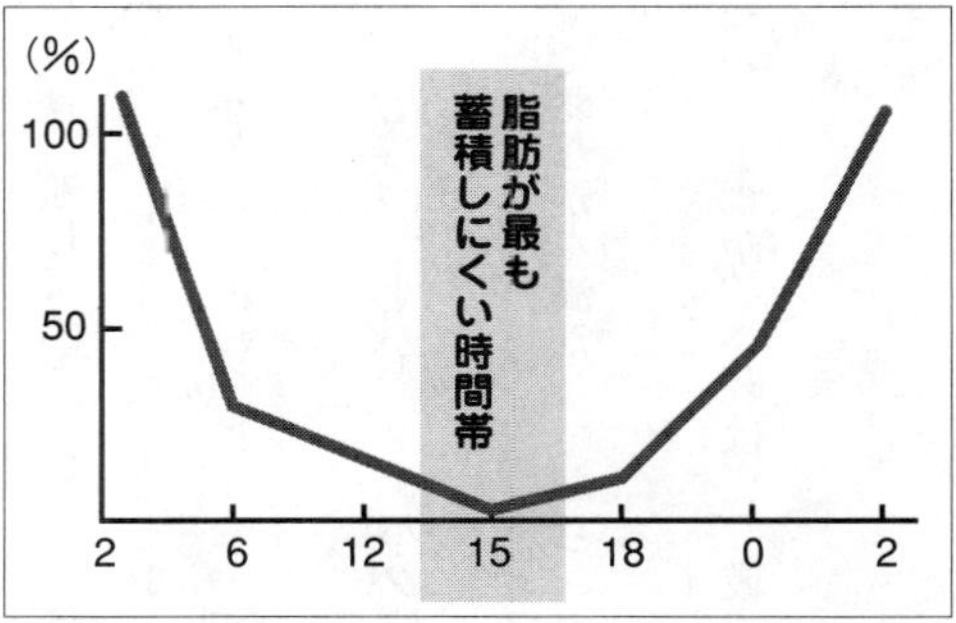

いとはいえ、ダイエットでは「暴飲暴食」は禁物です。「腹八分目」を心掛けましょう。

そして夜は吸収の時間です。タンパク質中心の食事にしてください。肉や魚、大豆、何でも大丈夫です。ただし体脂肪として蓄積される炭水化物、脂質は極力避けてください。

タンパク質食品をたっぷりの生野菜と一緒に食べるとおなかも満足します。余ったタンパク質は蓄えられずに排出されますので、夜はタンパク質中心の食事というのは理《り》にかなっています。

睡眠時には、体内で基礎代謝量を上げてくれる成長ホルモンが出るのですが、タンパク質はアミノ酸に分解され、成長ホルモンの材料になります。

野菜はビタミンやミネラル、食物繊維を補給できます。野菜でおなかを満たしてから、タンパク質を食べるのがお勧めです。

よく寝ると成長ホルモンが分泌されるため、寝る子は育つといいますが、これは二〇歳くらいまで、それ以降の年代では寝る大人は痩せるのです。

夜から明け方は吸収の時間

午後八時～午前四時までは吸収の時間です。

何も食べてはいけません。これは胃腸を休ませるためなのですが、ダイエットには絶対条件です。

飲み会のあとの「締め」のラーメンを食べる光景をよく見かけますが、それこそ、自分の首を絞める行為です。

それから、太っている方で血液サラサラにするため水をがぶ飲みするという方がいますが、あまり感心できません。水毒と言って大量の水分は体を冷やして基礎代謝量も低下させてしまいます。水分はとるなら食前にして、食中食後はなるべくとらないほうがよいのです。

水分は胃の中が空っぽのときに飲むと体の中をきれいにしてくれますが、食べ物と一緒にとるのはあまりよくないのです。消化液が薄まるからです。食事中に飲むなら、コップ一杯程度が適量なのです。

それからこの時間帯の間食は厳禁です。どうしてもおなかが空《す》いて我慢できないときは野菜スープや寒天ゼリーなどの低カロリーで腹もちのよいものをとるようにしてください。

私のダイエット外来では管理栄養士による食事指導も行なっていますが、そのなかで共通しているのが皆さんの食事時間、内容があまりにも間違っていることです。

朝食をとらない人、ご飯は太らないと思っておかずなしで何膳も食べて、夕飯をだらだらとお酒とつまみだけで済ます人、こんな人はダイエットの落第生です。
とにかく背伸びダイエットは効果が抜群ですが、最低限の食事のルールを守らないと効果も半減以下です。

がんに有効なデザイナーフーズ

余談になりますが、デザイナーフーズという言葉を耳にしたことがあると思います。じつは、日本よりもひと足早く、がん死亡者の増加が深刻化していたアメリカでは「食生活と発がんの関連性」の研究が進められ、高カロリー高脂肪の食事よりも野菜や穀物中心の食生活のほうが、がんの予防効果が高いことがわかりました。

その結果、一九九〇年、国立がん研究所を中心として、「デザイナーフーズ」計画が発表されました。がん予防に効果が高いとされる、約四〇品目の植物性食品がピラミッドの表にまとめられたのです。

これはデザイナーフーズ・ピラミッドと呼ばれています。ピラミッドの上のものほど、がん予防が期待できるということになります。

最上位はなんと、にんにくなのです。にんにくといえば疲労回復剤かと思っていましたが。

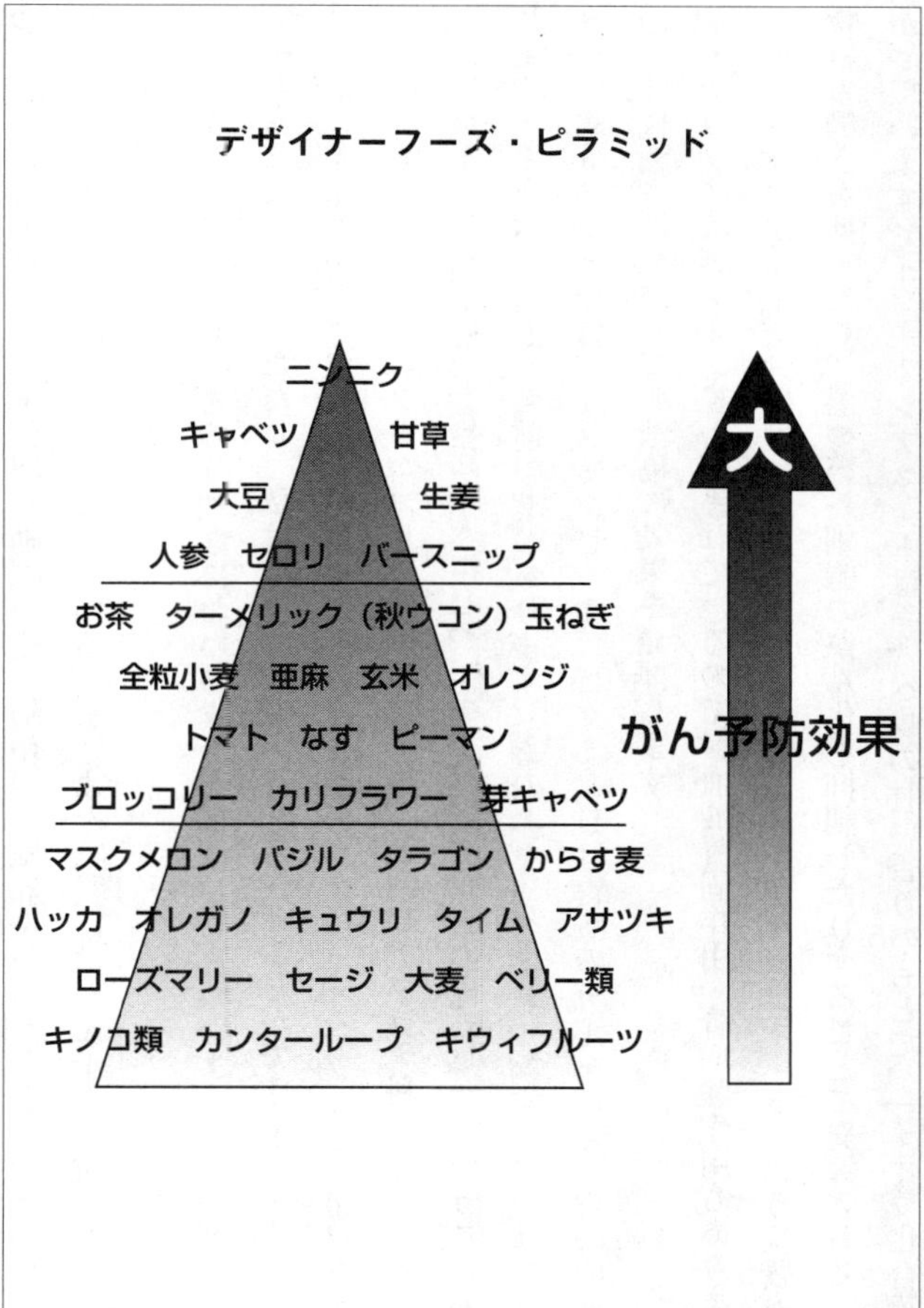
デザイナーフーズ・ピラミッド
ニンニク
キャベツ　甘草
大豆　生姜
人参　セロリ　パースニップ
お茶　ターメリック（秋ウコン）玉ねぎ
全粒小麦　亜麻　玄米　オレンジ
トマト　なす　ピーマン
ブロッコリー　カリフラワー　芽キャベツ
マスクメロン　バジル　タラゴン　からす麦
ハッカ　オレガノ　キュウリ　タイム　アサツキ
ローズマリー　セージ　大麦　ベリー類
キノコ類　カンタループ　キウィフルーツ
大
がん予防効果

他にもコレステロール低下作用や動脈硬化予防作用、風邪を引いたときや冷え性にも効果があります。また、にんにくに含まれているさまざまな物質にはがん予防や抗がん効果があることが、明らかになっています。

ちなみに、にんにくのあの強烈なにおいの成分をアリシンといいますが、やはりがん予防効果があるようです。ただし、私は職業柄、週末しか食べることができません。

次に、がん予防の効果の高い野菜は、キャベツなのです。キャベツなら、毎日食べることも可能です。キャベツはブロッコリーやカリフラワーと同じアブラナ科の野菜です。

古代ヨーロッパでは、「貧乏な人にとってキャベツは医者の代わり」ということわざもあります。キャベツに似た名前の薬があります。あの「キャベジン」です。じつはこれはキャベツの成分のひとつで、ビタミンUです。ビタミンUは胃酸の分泌を抑え、胃の内部の粘膜の新陳代謝を活発にして、潰瘍に効果を発揮します。

キャベツにはビタミンKも含まれているので、血液凝固作用・骨増強作用もあります。

キャベツのがん予防効果は、キャベツに含まれるイソチオシアネートという物質が発がん物質の働きを抑えたり、傷ついた細胞のがん化を抑制したりすることで発揮されることがわかっています。イソチオシアネートはキャベツの甘い香りのもとで、「イオウ化合物」の一種です。ちなみに、にんにくのアリシンもイオウ化合物です。

また、豊富に含まれる植物繊維は便秘を解消し、腸内の善玉菌を増やして、大腸がんなどの予防にも効果抜群です。キャベツダイエットで有名になりましたが、キャベツはダイエットにも強い味方になるのです。

キャベツの次にがん予防効果のある野菜は「大豆」です。大豆が特に予防効果の高いがんは「女性の乳がん」「男性の前立腺がん」、それから胃や腸などの消化器系のがんです。大豆に含まれているイソフラボンという成分は女性ホルモンのエストロゲンと構造がよく似ているため、植物エストロゲンとも呼ばれています。

女性ホルモンが少ないときはその働きを補い、逆に過剰なときは女性ホルモンの受容体に結合して、その働きを抑えます。このため、ホルモンの影響の大きい乳がんや前立腺がんの予防に効果があるのです。

また、サポニンという成分は有害物質を体外に排泄する働きがあるため、消化器系のがん予防に効果があるとされています。サポニンには血管についた脂肪を除去したり、血中コレステロールの低下作用もあり、肥満防止・動脈硬化予防にも効果があります。

大豆とキャベツなら毎日でも食べることができ、ダイエットだけでなくがん予防にも役立つ食材というわけです。

週に二回は休肝日を

私はお酒を飲むことは好きなのですが、週二回は〝休肝日〟を作るようにしています。毎日飲むと、体内に活性酸素がたまり、疲労や病気の原因になるのです。

気をつけてほしいのは、お酒は〝食欲増進剤〟でもあるということです。だらだらと飲んでいると、おなかが減って冷蔵庫からどんどん食べ物を出して食べてしまうことになりかねません。そうなったら、朝と昼の苦労も水の泡です。

極論ですが、どうしてもお酒を飲まなければ眠れないという人は、睡眠薬を飲んだほうがまだ体にいいと思います。そして、夕食は午後八時までに済ませるようにしてください。

しかしながら、最近は「夜遅くまで仕事をして、帰ったらすぐにビール。食欲が出てきたらご飯をたっぷりと食べ、そのまま寝る」という最悪のパターンの人が非常に多いのです。

こういう人は午後三時から四時に市販のバランス栄養食品などを食べておくと、夜はそれほど食欲が出なくなります。

それからご飯が好きな人は、白米でなくぜひ玄米をお勧めします。玄米は、タンパク質や糖質以外にもビタミンやミネラルなどを豊富に含んでいます。特に胚芽部分にビタミンB1、B2、B6、パントテン酸、葉酸などビタミンB群が多く含まれ、ビタミンB群は、糖質代謝・脂質代謝といった代謝作用により、ダイエットに有効に働きます。

さらには、疲労を回復させ、健康な皮膚・美肌を保ち、ストレスに強い体をもたらします。

また、玄米の食物繊維は、糖質や脂質の体への吸収を緩やかにし、ダイエット・美肌の大敵「便秘」の改善に効果があります。さらに玄米は、精白米に比べ食感があり、よく噛んで食べるので、おなかがいっぱいになります。ご飯の量がいつもより少なくてすみ、過食を防ぎます。

背伸びダイエットの食事についてまとめますと、朝は果物中心、昼は炭水化物（それも玄米が望ましい）、夜はたっぷりの野菜にタンパク質が理想的です。

やってみると非常に簡単で、あっという間に健康体に変わっていくのが実感できるはずです。

論より証拠です。ぜひこの食事法、「背伸びダイエット」と組み合わせてみてください。確実にあなたの体に変化が現われてくることと思います。

第5章　背伸びダイエット　実践編

背伸びダイエットでは、「腹式呼吸」「胸式呼吸」の二つをミックスさせた呼吸法を無意識に実行できる。

基本的に朝、昼、夜のそれぞれ食事の前に行なうのが理想的。

お金もかからず、時間もとらない

いよいよ、この章では背伸びダイエットの具体的なやり方を説明していきます。背伸びダイエットは今まで皆さんが経験したさまざまなダイエットに比べると、肉体の消耗が少ないのが特徴です。

言い換えると、体がまったく疲れないのです。さらに、ドリンクを飲んだり、サプリメントや健康食品を食べたりするわけでもないので、万が一、二日酔いでも大丈夫です。かえって二日酔いが治るかもしれません。あっという間に終わるので時間をまったくとりません。お金も必要ないので、体は軽くなっても財布は軽くなりません。

「たとえ痩せなくても、楽そうだし背伸びは健康にはよさそうだからとりあえずやってみようかな」。背伸びダイエットに取り組む方々は皆、最初は異口同音にそう言います。

今までの、つらく効果が出なかったダイエット経験が、脳裏をよぎるのでしょう。ほとんどの患者さんは背伸びダイエットに対しては、最初はあまり期待していないようです。それに加えて私のダイエットの取り組み姿勢に対するモットーが「頑張らない、あきらめない」ですから、なおさらだと思います。

しかし、実際に背伸びを始めると、ほとんどの方が、すぐに気持ちがよくなり、体が軽くなっていくのを実感されるようです。そして次第にダイエット効果も現われてきて、体調もよくなり、背伸びダイエットのファンになっていくのです。逆に間違ったダイエットは痩せても体調が悪くなってきます。

それでは、これから「背伸びダイエット」の実践方法についてお話しすることにします。

目覚めの背伸び

まず朝、目を覚ましたその瞬間から、背伸びダイエット的ライフスタイルとでもいうべき一日が始まります。

目覚まし時計を止めて、それから布団に入ったままあおむけの姿勢で、ゆっくりと全身を軽く伸ばします。このときは何も考えず、赤ちゃんに戻ったかのようにまっさらな気持ちで伸びをしましょう。

手のひらを向けあってまっすぐ上に伸ばして両肘の内側を両耳にぴったりとくっつけます。足は軽く開いてひざは曲げずにゆっくりと伸ばします。このとき、手の指も足の指も、一本一本意識をして伸ばします。手の指、足の指の先までしっかりと伸ばしてあげてください。

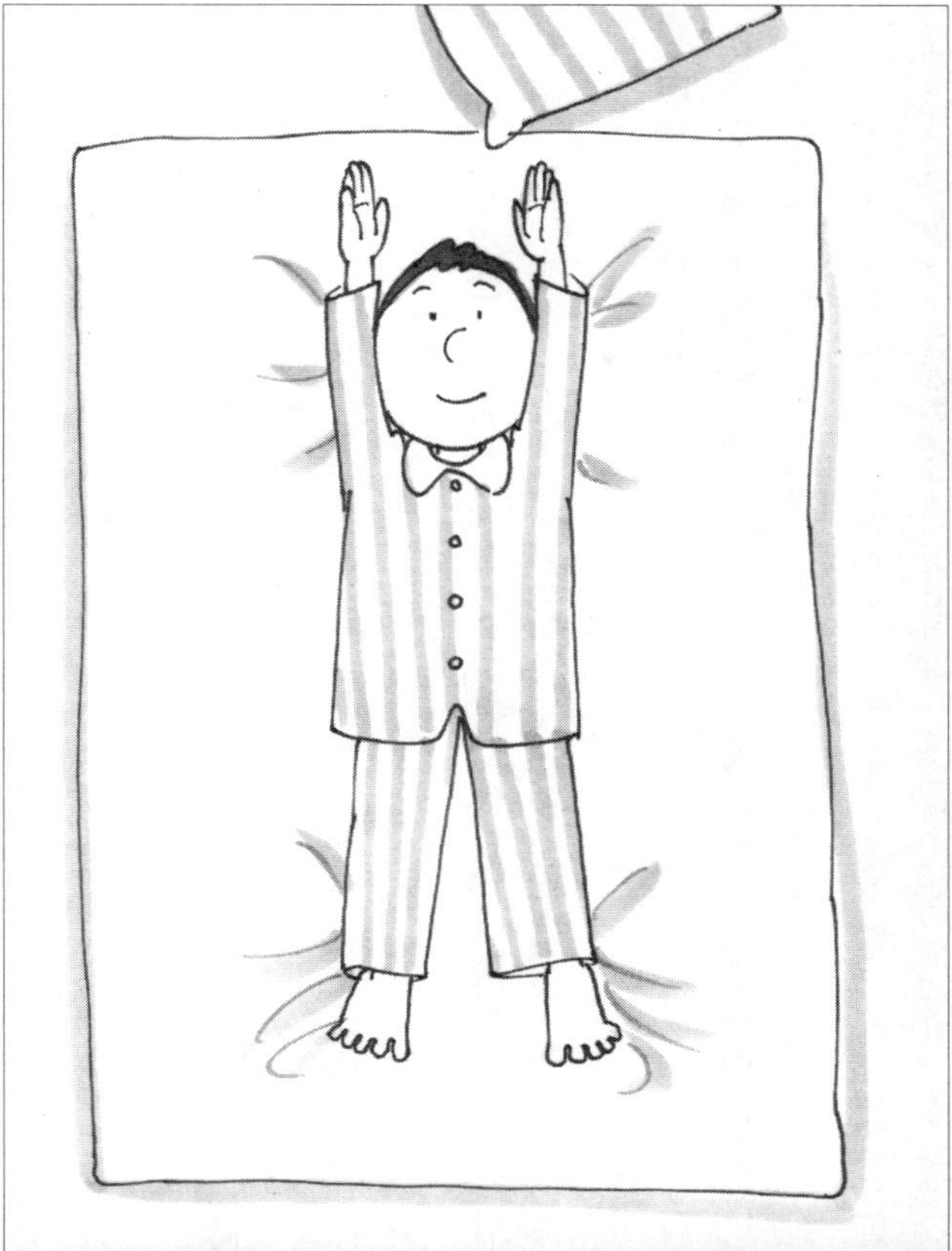

目覚めたときの背伸び

目を覚ましてすぐにふとんに入ったままあおむけの姿勢でゆっくりと全身を軽く伸ばす。手のひらを向けあってまっすぐ伸ばし両肘の内側を耳につける。

このとき、寝たままで一緒に大きく深呼吸も行ないます。息を鼻からできるだけゆっくり大きく吸い込むのです。限界が来たら、今度は口からできるだけしっかりとゆっくり吐き出してください。

一呼吸に約一五秒かけて、ゆっくり大きく深呼吸を行ないます。この深呼吸を二回しながらの背伸びは、トータル約三〇秒で終了です。

その後、あおむけから腹這いに向きを変えて、腕の力でゆっくりと布団から起き上がります。そうすることで腰を痛めたりせず、体に優しい起床になります。初めてこの起床法を行なった人は、今までとは違った目覚めの感覚に気づくはずです。この時点で体の細胞の隅々で新陳代謝が開始されて筋肉は活動を始め、老廃物の排泄機能が動き出すのです。

朝一回目の背伸びダイエット

起床後、朝の排泄を済ませたら、洗面所に移動します。今まで便秘気味だった人も、半月もするとスムーズな消化管運動になってくると思います。

ここで、本日一回目の実際の背伸びダイエットに入ります。布団の中での背伸びは、いわばウォーミングアップなのです。できれば、洗面所の鏡の前に立ってください。足を肩幅に開きます。かかとは、床にしっかりつけてつま先は外側に四五度くらい開きます。お尻に力を入れてぎゅっと引き締めます。

できれば笑顔を作ってください。作り笑いでも、表情筋の動きを脳が本当に笑っていると錯覚してくれて血流がアップし、効果が増大します。

背伸びダイエットの背伸び方法は、基本的に二種類あります。先ほどの布団の中での手のひらを向け合って腕をまっすぐ伸ばす動きの背伸びと、指を組んで手のひらを上に向けて伸ばしていく背伸びの二種類です。

手のひらが上向きの背伸び

ここでは、最初に指を組んで手のひらを上に向けての背伸びをします。このときも布団の中と同じように深呼吸をします。一回一五秒のゆっくりとした深呼吸です。

じつはこのときは胸郭が開いた状態になっているので、胸式呼吸が自然と行なわれているはずです。背伸びをして、手が上まで伸びたら今度は顔を上に向け、少し後ろにそるようにして上げるといっそう効果的です。

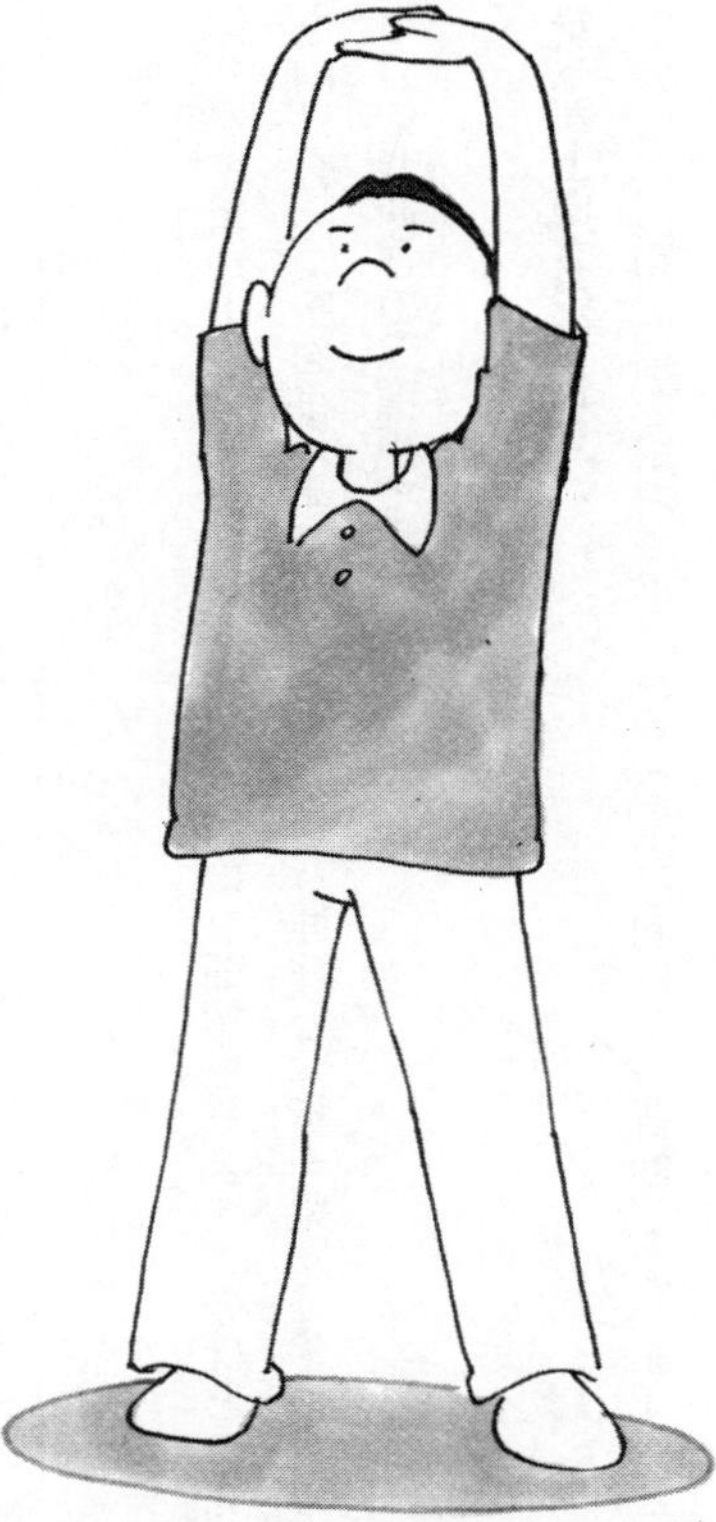

手のひらが上向きの背伸び

指を組んでそのまま手のひらを上向きにする。目いっぱい、手が上まで伸びたら、顔を上に向け、少し後ろにそるようにする。

この背伸びと深呼吸のセットを二回ですから、最初は約三〇秒間の背伸びというわけです。慣れてきたら一分間、ゆっくりと行ないますが、最初は三〇秒でも背中や肩が張ってきて少しつらくなるので、無理をしないでおきましょう。

仕上げに左右に一回ずつ曲げて体側の筋肉も伸ばしてあげて、最後に前屈で収縮した背筋群を伸ばしてあげます。

手のひらが向きあう背伸び

次に布団の中で行なったのと同じ、手のひらが向き合った状態のまま上にまっすぐ伸ばす背伸びです。手のひらが上向きの背のびと同様に一五秒×二回の深呼吸をしながら、約三〇秒間背伸びを行ないます。

このとき、胸郭は閉じていて呼吸は自然と腹式呼吸になっているはずです。

前述のとおり呼吸には「腹式呼吸」「胸式呼吸」の二種類がありますが、腹式呼吸については説明済みですので、ここでは胸式呼吸について少し説明いたします。

「胸式呼吸」は、胸の筋肉、つまり肋骨《ろっこつ》の間の呼吸筋(肋間筋)を使ってなされるもので、その名前からもわかるように、胸で行なう特殊な呼吸法のことです。

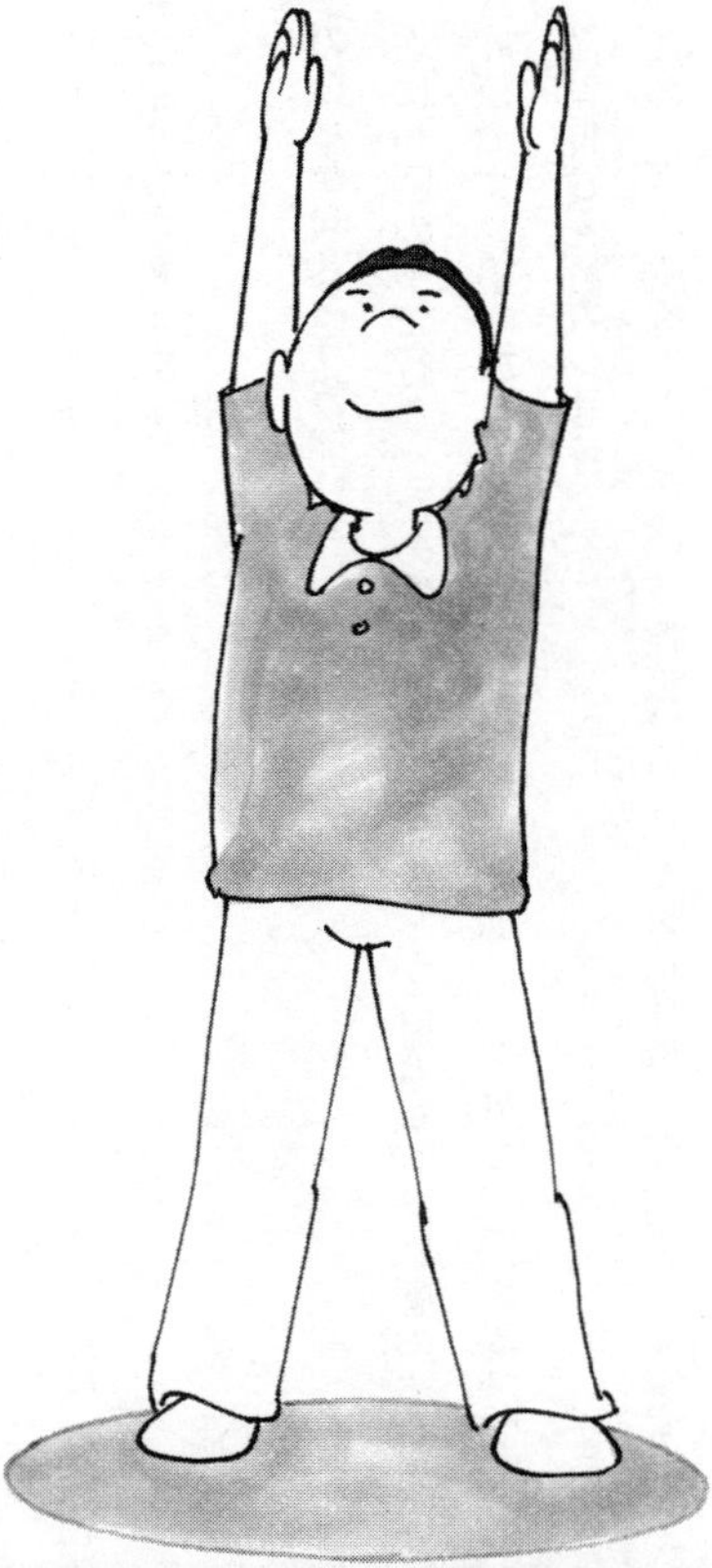

手のひらが向きあう背伸び

手のひらが向きあった状態のまま、上にまっすぐ伸ばす。そのあとは、手のひらが上向きの背伸びと同様、顔を上に向け、少し後ろにそるようにする。

これはピラティス※などで重視される呼吸法で、腹横筋を正しく使うことで、骨盤を安定させ、背筋や腹筋を鍛えて代謝を高め、脂肪を燃焼して美しいボディラインを作っていくことができるのです。

胸式呼吸は普通にやると意識しても難しくて簡単にはできませんが、この背伸びダイエットの方法なら無意識にすることができます。この呼吸法のポイントは、おなかをへこませて息を吸うことです。胸式呼吸をすると全身の血流がよくなって体のテンションが上がるようになります。実際に、胸が凄く膨らんでいるのがわかります。肺が胸の骨を内側から押し広

コラム

ピラティス

ピラティスとは、ドイツ人ジョセフ・H・ピラティス氏が、第一次世界大戦で負傷した兵士のリハビリのために開発したエクササイズです。

ヨガや太極拳などの要素を取り入れ、1900年の初頭に考案しました。もともとリハビリのために開発したプログラムなので、体に余計な負担をかけずに体の中心の筋肉（インナーマッスル）を整えることができます。ヨガは腹式呼吸、ピラティスは胸式呼吸という違いがあり、それぞれ体の使い方も大きく違ってきます。また、ヨガは瞑想の時間がありますが、ピラティスは常に体を動かしています。

げて、体がポカポカとしてくるのが実感できるはずです。胸式呼吸がうまくいくと大量の汗をかいてダイエットに抜群の効果があります。

背伸びダイエットでは、この「腹式呼吸」「胸式呼吸」の二つをミックスさせた呼吸法が無意識に簡単に実行できるのです。その内臓のマッサージ効果と酸素の供給により、体が熱くなってきます。

つまり脂肪が燃焼されることで、優れたダイエット効果につながるのです。ヨガとピラティスの呼吸法を同時に無意識のうちに行なっていることになります。

呼吸と心の深い関係

呼吸は精神面にも大きな影響を与えます。私たちが興奮したり喜んだり、あるいは怒ったり悲しみにうちひしがれたりしているときには、呼吸が乱れ、回数も多くなります。

逆に、リラックスしているときや、睡眠前のまどろみの中にいるときなどは、穏やかでリズミカルな呼吸になっています。

ということは、呼吸をコントロールすることにより、心の状態をコントロールすることができるということです。ダイエットには自律神経の安定も大事なことは先ほど話しましたが、背伸びダイエットは呼吸も整えてくれるのです。

呼吸が整うことによって、あるいは背伸びで胸頸移行部の脊髄の圧迫を解除することによって自律神経は安定し、ダイエットにも、心身の健康にもいい影響を与えます。

一日三回食前に背伸びダイエット

背伸びダイエットは、基本的に朝、昼、夜のそれぞれ食事の前に行なうのが理想的です。食事の前に行なう理由は背伸びが内臓下垂を矯正して、その結果過食を防止してくれるからです。また、モナリザの仮説でもお話ししたとおり、背伸びによって交感神経が活性化されると、食欲中枢が抑制され食欲が低下します。

このように、背伸びは二つの異なるメカニズムによって、食べすぎを防止してくれるのです。

一セット三〇秒を二パターンするのですから、トータルでも一日たった三分だけなのです。ところが、それだけで基礎代謝量が上がり、食欲も正常になってくるのです。よくある食事制限のみのダイエットでは、必ず基礎代謝が落ちて、食欲中枢に異変をきたして簡単にドカ食い、そしてリバウンドという悲しい結末を迎えます。

これは経験されている方も多いのではないかと思います。実際に当院のダイエット外来に来られる患者さんの中にも極端な食事制限の後、以前よりひどい肥満になり、リバウンドで悩んでいる方は非常に多いのです。普通に食べていい背伸びダイエットでリバウンドはありません。背伸びダイエットを続けていくと、本当のダイエットとはこういうものかと実感するはずです。

それから、背伸びダイエットの効果は前にもお話ししたように決して体重ではなく、体脂肪や腹囲をバロメーターにしてください。

何回も繰り返しますが、ダイエットは体重を落とすことではなく、脂肪を少なくすることが重要なのです。毎日背伸びダイエットを繰り返すことで、一カ月ほどでほとんどの方のウエストが締まってくるはずです。そうなることで、皆さんが喜んでますます背伸びダイエットに夢中になっていくのです。

こんなに体がポカポカして、気分が爽快になって痩せられる背伸びですが、「一日朝昼晩の三回しかやってはいけないのか」と、よく聞かれます。これは最低限の回数ですので、できることなら一時間に一回程度、気がついたとき、デスクワークで疲れたときなどに、こまめにやるようにしてください。

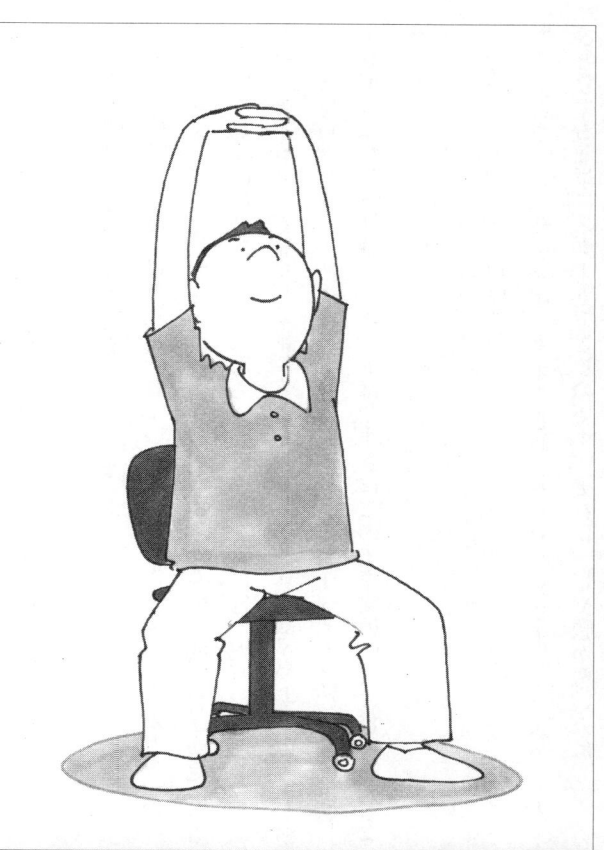

座ったままの背伸び

仕事中あまり立つことができない方や足腰の弱い方でもできる座ったままの背伸びも効果的です。

もちろん、仕事中であれば座ったままの姿勢で、上半身だけの背伸びも効果がありますので、自分なりにアレンジして背伸びダイエットを楽しんでください。

NEAT問題と背伸びダイエット

糖尿病研究の分野で最近推奨されているのがNEATという考え方です。

NEATとは「Non Exercise Activity Thermogenesis」の略で日本語に訳すと非運動性熱産生という意味になります。すなわち、わざわざジムに行ったりジョギングしたりとたいそうな運動をするまでもなく、こまごまと動いてエネルギーを消費しなさいということです。

まさに背伸びをこまめにすることは、NEAT対策にもなるのです。非常に手軽でNEAT対策も兼ねる背伸びダイエットは、まさにこの不景気の時流にぴったりとマッチするのです。

背伸びダイエットの利点は間違いなく、いつでもどこでも誰でもできることです。そして、道具も着替えも、汗拭き用のタオルも何もかも必要ありません。パートナーもいりません。ひとりでも簡単にスタートできるのです。それに、足や腰が悪い人は、座りながらでもできます。これらが、私が背伸びダイエットをダイエット界の「安・近・短」と名づけた理由なのです。

これは、ダイエットを一生涯の長きにわたって続けていくうえでとても大切なことです。よく、テレビ番組とかでやっている「二カ月で何キロ落とせる」のようなものは真のダイエットとは呼べません。一種の残虐ショーのようなものです。

自分の健康のために生涯のパートナーとして取り組むのが真のダイエットです。

そういう点では背伸びダイエットは皆さんのパートナーとして最適だと考えています。

ダイエットはスポーツではない

本書を読む前は、背伸びがダイエットに有効であるとは、誰も想像できなかったはずです。ダイエットとは、今まではハードなトレーニングをして汗を流し、体に負担をかけなければいけないと考えられてきました。

それらができる人はいいのです。決してこのことを否定はしません。これからも、ぜひ頑張っていただきたいと思います。走ったり、ダンベルを持ち上げたり、実際、腹筋や腕立て伏せをしたり、激しい運動をしなければ運動でないと考えている人も多いはずです。

しかし、私たちの目標は決して競技者になることではありません。一番重要なことは、皆さんの体の基礎代謝量を上げることなのです。それにはゆっくりとした動きで、筋肉を刺激する「背伸びダイエット」で十分なのです。

ぜひ、今から実践してみてください。継続は力なり、信じる者は救われます。一カ月も気楽に続ければ、何らかの効果が現われてきます。

背伸びダイエットは、従来のダイエットのように何かを我慢したり、体に無理を強いるものではありません。仕事で疲れたそのときこそ、肩の力を抜いて、リラックスしながら背伸びダイエットを楽しんでください。

第6章　背伸びダイエット　応用編

元気で長生きのための三カ条
①腹八分目
②おなかを冷やさない
③笑う門には福来る

めまいの苦しさから解放

今までお話ししてきたとおり、背伸びはダイエットにはもちろんのこと、健康な体作りに大変重要なカギを握っています。

私は内科の開業医として、毎日一〇〇人以上の患者さんの痛みや苦しみの声を聞いています。その中でも、肩や腰、頭が痛い、重い、めまいがする、手足がしびれる、だるいなどの訴えは症状として当人は相当つらいものですが、現代医療の力ではこういう症状の原因はなかなか見つからないのです。

血液検査や最新鋭のＣＴやＭＲＩなどの画像検査でも、ほとんどの患者さんに、はっきりとした異常を見つけることができません。

では、異常なしと言われた多くの方々はどうしたらよいのでしょうか？　まずこのような場合は、対症療法といって、原因がわからないまま、痛み止めやめまい止めなどの症状をやわらげる薬を使うのです。

Ｆ子さん（60代女性）の話です。一年ほど前のある日の朝、起き上がった瞬間に激しいめまいと吐き気に襲われました。目を開けていることもできず、その場に倒れこんでしまいました。たまたま、そばにご主人がいたので、すぐに救急車で救急病院に担《かつ》ぎ込まれました。病院に到着してから、意識はあって多少の会話も可能だったのですが、めまいがひどくて目も開けられません。しかし、血圧や脈もまったく問題はなかったのです。次にめまい止めの点滴をしながら、血液検査をして血糖値や肝機能、腎機能なども調べましたが、これも異常はありませんでした。続いて頭部MRIの撮影をしたのですが、脳卒中や脳腫瘍などの異常もまったくなく、動脈硬化も認められません。点滴が終了するころにはかなり症状もよくなり、目を開けて歩けるようになりました。

結局、今後はめまい止めの薬などを出して様子を見ていくことになりました。しかし、その後もF子さんのめまいは治りませんでした。いろいろな病院で検査を受けるものの、結果は判で押したように異常なしでした。

症状はあるのに異常なしで、とうとう肥満が原因ではないかと思うようになり、当院のダイエット外来に来られました。身長一五八センチ、体重八二キロ、体脂肪四六パーセントと、かなりな肥満でした。

「メタボだと、血液がドロドロになって脳の血液の流れが悪くなってめまいが起きやすいと聞いたのですが」

血液がサラサラかドロドロかの検査は健康保険が利《き》かないため普通の病院ではできません。F子さんは自分の血液がドロドロではないかと心配していましたが、一般的に肥満の人は血液の粘り気が強くドロドロのようです。

太っているうえに姿勢も悪いF子さんでしたので、「もっと胸を張り、姿勢を正した方がいいですよ」とアドバイスしました。するとF子さんが言うには、太っている自分を見られるのが恥ずかしいため、つい伏し目がちになり、姿勢も悪くなっていったそうなのです。背伸びの重要性を説明し、理解したうえで背伸びダイエットを始めてもらいました。

最初に目の前で背伸びをやってもらいましたが、何と三〇秒もできなかったのです。二〇秒少々で苦しくなって手をおろしてしまいました。

そんなF子さんでしたが、その後、背伸びダイエットを続けた結果、一カ月後にはめまいがまったく起きなくなり、一年後には体重六二キロ、体脂肪二八パーセントと別人のようになったのです。F子さんの歩く姿は自信に溢れ、背筋を伸ばしたきれいな姿勢になりました。

「一番うれしいのは健康になれたこと」

彼女のその表情からは、めまいの苦しみから解放された喜びが伝わってきます。

めまいもそのひとつですが、「頭が重い」、「イライラする」、「疲労感がとれない」、「よく眠れない」などの、何となく体調が悪いという自覚症状を訴えて、検査をしても原因となる病気が見つからない状態を不定愁訴《ふていしゅそ》と言います。

患者さんからの訴え（主訴）は強いのですが、主観的でときに多岐にわたり、検査などをしても客観的所見に乏しいのが特徴です。

原因が特定できず、症状が安定しないため治療も難しく、ときには精神的な問題が原因と医師に一方的に断定され、抗不安剤など、薬の副作用でますます具合が悪くなるケースも多くあります。

じつはこうしたことは、今の医療現場において、決して珍しいケースではありません。最近はこういった悩みを抱える方が急増しています。

背伸びダイエットを続けた方たちの「いわゆる不定愁訴」はどんどん改善されています。このことは、とりもなおさず背伸びが彼らの自然治癒力を引き上げていることを意味していると痛感させられました。

頭痛とメタボが改善

Gさんは五〇歳代の男性の方で、職業はシステムエンジニアです。五年ほど前から、毎日のように襲ってくる頭痛と吐き気、それから肩こりに悩まされていました。近所の脳外科から始まり、地元の大学病院、果ては東京の有名大学病院までわらをもすがる思いで受診されましたが、検査結果はどこも判で押したように頭の内部は異常はないのです。肩こりからくる筋緊張性頭痛というものでした。

薬の処方もどこも同じようなもので、筋肉の緊張をとる筋弛緩剤と頭痛が出たときの頓服《とんぷく》薬でした。筋弛緩薬を飲むと無性に眠くなって昼間は飲むことができません。

頭痛の頓服薬も胃が痛くなるだけで、まったく効かないのです。最後には「職業病だから、仕事を替えるしかありません」と、言われたこともあったそうです。

「この不景気な世の中で、五〇歳過ぎで仕事を辞めて、次の仕事が見つかりますか」以前から知り合いだったこの方にこんな相談を受けたので、背伸びを勧めてみました。パソコンに一日中向かう仕事柄もあってか、Gさんはかなり姿勢が悪い印象があったのです。いわゆる猫背です。もちろんストレス食いの運動不足で、立派なメタボ腹であったことも付け加えておきます。

背伸びを始めた翌日、Gさんからメールが来ました。

「体が温かい感じがして、肩が軽くなった気がします」

その一週間後「嘘みたいです！　頭痛が軽くなりました」
一カ月後、ひと言「治りました」
一年後の今では猫背も直り、姿勢もすっかりよくなりました。さらに、うれしい副作用でメタボ腹も引っこんでしまったのです。最近では、Gさんは身近な人に自分の体験談を話しながら、背伸びダイエットの素晴らしさを広めてくれています。

一般的に猫背は姿勢が悪いだけと見られるむきもありますが、専門的にみると首から仙骨まで背骨の後部両側にある、いわゆる脊柱起立筋の収縮力が弱く、体を長時間まっすぐに保つことが難しい状態になっているのです。

ところが、背伸びによって脊柱起立筋だけでなく、僧帽筋という筋肉も鍛えられてしまうのです。僧帽筋は脊柱と上肢をつないでいる筋で、扁平《へんぺい》な三角形状をしています。左右の僧帽筋をあわせると不等辺四辺形となり、カトリック教の修道士のかぶる長頭巾《ながずきん》に似ていることから命名されました。

じつは僧帽筋は、肩こりに最も関係している筋肉と言われています。僧帽筋の機能を回復すれば、肩こりもなくなり、両肩が前に出て胸郭が収縮した悪い状態も改善できるのです。

さらに僧帽筋と脊柱起立筋を回復させると、猫背も改善して背筋がスッキリと伸びるようになるのです。

最近の研究で僧帽筋の筋力低下が表情筋や顔面皮膚の下垂、シワの大きな原因になっていて、僧帽筋の筋力を回復させれば顔の若返りができると言われています。確かに最近のG氏は以前に比べ、若々しくなって毎日の生活が楽しそうです。

背伸びはダイエットに有効なだけではなく、アンチエイジング効果も期待できるのです。顔の表情筋だけでなく、背筋がすっとしていれば若々しく見えるものです。逆に猫背の人は実年齢よりも老けて見えてしまいます。

うつも改善する背伸びのチカラ

もう一人、Y子さんの事例を紹介します。三〇歳事務職の独身女性です。

もともと、ストレスを感じやすい性格で、過食気味で肥満体質でした。そんなある日、恋人との交際の悩みから不眠や吐き気、やる気の喪失といった症状が強く出て、心療内科を受診しました。そこで彼女が受けた診断名は、うつ病です。そして、抗うつ薬の処方を受けますが、服用開始直後から強い吐き気の副作用に悩まされることになります。対症療法として吐き気止めの薬が出ますが、効果はありません。

一方、症状もどんどん悪化していきますが、主治医の見解は薬が弱いので強くするとのことでした。薬が強くなった結果、彼女の体調はさらに悪化しました。会社は休みがちになり、日常生活もままならなくなってきていました。もちろん不眠も一向に改善しないため、睡眠薬もどんどん強くなる一方でした。

そんなとき、彼女は知人から当院を紹介されて来院したのです。

開口一番「飲んでいる薬を全部やめたいんです」と言って、彼女は泣き崩れてしまいました。

私は即座にこう答えてあげました。「今服用している薬は全部やめましょう」

最近感じることなのですが、医師も患者さんも安易に抗うつ剤や精神安定剤に頼りすぎのような気がします。なかには、未成年者がそういう薬を何種類も服用しているケースもあります。

こういうストレス社会だから、すぐに自律神経のバランスが崩れてしまいます。自律神経の乱れが不定愁訴を生み出し、その結果として自律神経失調症になったり、不定愁訴が精神面まで影響し、うつ病にもつながるのだと思います。

ストレス社会の現代を反映するかのように、心療内科が患者さんで溢れています。ダイエット外来に来る新規の患者さんに他に飲んでいる薬を尋ねると、抗うつ剤を飲んでいる人が多いのに驚かされます。

薬物療法の前に、背伸びと腹式呼吸による自律神経バランスの回復を試したほうがよいのではないかと、いつも思っています。

さて、Y子さんですが、さすがに睡眠薬は不安だから続けたいという希望でしたので、そのとおりにしました。そして、背伸びダイエットに取り組んでもらったのです。

一日後、体も気持ちも少しだけ楽になった気がしたそうです。

一週間後には、手足と顔のむくみがとれた気がしたそうです。そして二週間後に外来に来たとき、彼女から「睡眠薬なしでも眠れるようになってきました」とのうれしい報告がありました。

一カ月後に結局恋人と別れることになって、また精神症状が出るのではと心配していたのですが、「とにかく体調がいいんです。ダイエット外来を受診したいのですが、だめでしょうか」と言ってきました。

ここまで意欲が出てくればもう心配することはありません。なぜなら、見事に背伸びだけで、うつ病の薬もやめることができて、さらに不眠症もよくなったのですから。

三カ月後の彼女は肌つやもよく、「そういえば姿勢がよくなったって誉められるんです」と言いながら、現在はダイエット外来に通院中です。もちろん順調に脂肪も整理できていきます。

人間は気分が落ち込んだり、自信喪失でうつむき加減の姿勢になると脊髄の中の自律神経が圧迫され、自律神経失調症の症状がますます顕著になってきます。

負の姿勢スパイラルとでも言うべきこの現象ですが、背伸びがきっちりと救ってくれます。不定愁訴の治療法として代替医療が脚光を浴びていますが、背伸びこそ代替医療の切り札となりうると考えています。

代替医療とは何か?

対症療法、漢方療法と来て、その次に来るのが代替医療になると思います。

代替医療とは、「通常医療の代わりに用いられる医療」という意味が込められた用語であり、ひと言でいえば保険の利かない医療とでも言いましょうか。代替医療をすべて分類しきることは大変難しいのですが、以下の四つのタイプに大まかに分類できると思います。

①　伝統医学

伝統中国医学、気功、アーユルヴェーダ（インド医学）など数百年以上の長きにわたり、それぞれの国で多くの伝統医師により研究・継承されてきた歴史・伝統があって、奥深さや広がりを伴った体系を持っており、各国の国民の健康を長らく支えてきた実績のあるもの。近代以降、〝西洋医学〟が前面に出てくるまでは、むしろこちらが主流であった。

②　民間療法

国家的な広がりまではなく、小集団によるもの。歴史があるものも、最近登場したものもある。アメリカで発祥したカイロプラクティック、オステオパシーなど。

③　栄養にまつわる療法

食事療法の延長として、効果を期待するもの。特定の食事、食事法のこともあれば、食事成分のこともある。食事成分の場合、完全に同一成分の錠剤を摂取しても保険制度を利用すれば通常医療という位置づけになる。断食療法も、ある意味では代替医療です。また、本書で取り上げたトクホも、また代替医療と言えるかもしれません。

④　最先端治療法

西洋医学の医師によって研究され、一部では用いられた例はあったとしても、まだ大半の医師からは標準的な治療としては認知されていないもの。こちらも、健康保険が利かないという括《くく》りでとらえてよいかと思います。

見直されている代替医療

最近、西洋医学の研究者、臨床医の間でも、予防医学や自然治癒力、免疫力を強化することの重要性が論議されています。これは、とりもなおさずたかだか数百年の歴史でしかない西洋医学の限界を吐露していることに他ならず、その観点から、漢方薬、鍼灸《しんきゅう》に象徴される東洋医学や、気功やヨガなどの代替医療が大変注目されていると言えるでしょう。

ＥＢＭという言葉があります。Evidence-Based Medicineの略ですが、日本語に直訳すると、「医療において科学的根拠に基づいて診療方法を選択すること」です。現代医療においてはこのＥＢＭが非常に重要視されていますが、何千年にもわたる経験にはまだまだ及ばないというのが実情です。

そして、代替医療の中でも、中国で有名な「気功」ですが、「気」という生命エネルギーによって、自己の免疫力、治癒力や調整力を高めて、健康のレベルを上げ、「自養其生」（みずからその生命を養う）することを目指す健康法だと定義されています。

気功のふるさとである中国では、気功の原点である自養其生の精神が受け継がれ、日常の養生法が生活に密着しています。食べ物や生活態度などによる健康法の実践とともに、朝早く公園で気功などを練習する人たちの姿は、中国では当たり前の光景です。

最近の研究では、気功を半年以上練習すると、身体的、精神的な状態が同時に改善していくことが報告されています。また病院でも、患者が気功を始めることによって、病気に対する姿勢が前向きになり、痛みが軽くなったり、病気に対する自然治癒力が強化されてくることがわかってきました。

太極拳の健康効果

気功が呼吸法中心の健康法なのに対して、今静かなブームと言われている「太極拳」は、気功をベースに緩やかで流れるようにゆったりとした動きが特徴の健康体操とイメージするとわかりやすいかもしれません。

健康、長寿にもよいとされ、中国などでは気功以上に朝の公園などで集まって練習している姿もよくテレビ番組などで紹介されています。

日本国内でも、太極拳の愛好者は年々増えつつあり、自治体単位で太極拳を推進しているところもあるそうです。

例えば、福島県喜多方市では、「太極拳のまち」宣言を行なっており、毎朝、市民単位で太極拳の練習をしたり、市役所内においても、昼休みに市長を先頭に太極拳の練習が行なわれるなど、積極的な取り組みがなされているそうです。

太極拳は本書で解説した腹式呼吸法とスロートレーニングの究極の進化系トレーニングだと思われます。太極拳の健康効果は人によってさまざまですが、肩こりや冷え性が改善されたり、頑固なにきびがなくなったり、無理なくダイエットができるなどの報告があります。

特に驚くべき効果はうつ病にも効果がある点で、これはゆっくりとした呼吸が乱れた自律神経のバランスを整えるからだと考えられています。しかし、この効果とは、じつは背伸びの健康効果とまったく一緒なのです。

最近、代替医療として特に簡単で、お年寄りでもできて、WHO（世界保健機関）も心肺機能を高める操体法であると推奨する太極拳ですが、やはり皆さん口をそろえる欠点は覚えるのが大変だということです。

太極拳を始めるには教室などに通わなければなりません。覚えるためには時間もかなりかかるでしょうし、もちろんタダというわけにはいきません。

やはり、そこで断然背伸びがお勧めなのです。背伸びはダイエットのみならず、肩こり、腰痛、便秘などさまざまな健康効果が認められていることは今までお話ししたとおりです。太極拳にはダイエット効果もあるとされていますが、もしかしたら、背伸び運動が派生して生まれたのが太極拳ではないのでしょうか。

私はいろいろ研究して解析した結果、そんな仮説にすらたどり着きました。いずれにせよ、太極拳も忙しい方たちには毎日手軽に、というわけにはいきません。

背伸び健康町宣言

毎日、いつでもどこでも、その場で一分以内にでき、さらに、さまざまな健康法にもつながるのが背伸びダイエットなのです。ぜひ、本書をご覧になった全国市町村の関係者の皆様で「背伸びダイエット運動の町」宣言をしてみてはいかがでしょうか。

毎日、役所内においても、昼休みなどに背伸びダイエット運動の普及に積極的な取り組みを行なうことで、住民が健康を手に入れることができます。代替医療は保険の利かない医療といいましたが、背伸びの効果の高さは保証済みです。

世界の長寿国日本

日本は世界一の長寿国として有名です。日本人の平均寿命は男性七八歳、女性八四歳となっています。人間の寿命は理論上、約一二〇歳といわれています。裏返してみれば一二〇歳までは元気で長生きできるのに、何かが足りないために四〇年くらい損をしているということになります。

ではどうしたら一二〇歳まで元気で長生きできるかということですが、それにはまず敵を知ることが大事です。

日本人の死因の第一位はがんで死因の約三〇パーセント、第二位は心筋梗塞などの心疾患で約一七パーセント、三位が脳梗塞などの脳疾患で約一三パーセント。

くしくも二位三位を足すとがんと同じ三〇パーセントでこの二つの病気の大本は動脈硬化です。心臓に栄養を送る冠動脈が動脈硬化で詰まるのが心筋梗塞、脳の血管が詰まるのが脳梗塞なのです。

ちなみに第四位は肺炎で約七パーセントなのですが、肺炎はがんによる免疫力低下や抗がん剤の副作用のためさらに免疫力が落ちたり、あるいは心筋梗塞や脳梗塞の後遺症で寝たきりになって、食べ物を飲み込む力が弱くなることで起きてしまう誤嚥《ごえん》というケースが多いので、我々の命を脅かすのは大まかに言って、がんか動脈硬化ということになります。

元気で長生きのための三カ条

①腹八分目
②おなかを冷やさない
③笑う門には福来る

いつも私は講演会などで、「元気で長生きするためには、この三つのことを心がけるだけで十分です」とお話ししています。じつはこれらはすべてが背伸びと密接に関係しているのです。

まず一番目の「腹八分目」についてです。「腹八分目に医者いらず、腹十二分に医者足らず」ということわざがありますが、私の尊敬する日野原重明《ひのはらしげあき》・聖路加国際病院名誉院長の座右の銘は「腹七分目」だそうです。腹七分目よりは八分目が楽ですので、まずは腹八分目を目標にしましょう。

普段はおなかがいっぱいになるほど食べて、体が太ったら、これは大変だということで極端な食事制限をする。残念ながら、私のまわりにもこうした間違った考えをする方が多いのが現状です。

じつはこれが、ダイエットにも健康にも一番危険なのです。簡単に言うと「食べすぎはメタボになって短命で終わる」との話なのですが、いろいろな動物に「腹八分目」をさせると、寿命が長くなることが実験などで明らかになっています。

腹八分目とアンチエイジング

腹八分目をさせる実験で、ミジンコが一・七倍、サラグモが一・八倍、グッピーが一・四倍と、どの動物でやっても寿命が延びるので、おそらく人間でも同じことだろうと考えられています。

しかし、人間で実験するわけにはいかないので、人間にかなり近いアカゲザルで実験したデータがあります。アカゲザルに成長期が終わるまで普通のえさを食べさせて、成長期が終わったら二つのグループに分けたのです。

普通のえさをそのまま食べさせたグループと、えさをカロリー三〇パーセントオフにした、カロリー制限グループのアカゲザルです。これを一七年間比べ続けた実験です。そうすると、明らかにカロリー制限グループのサルのほうが髪の毛に色つやがあって皮膚が若々しいのです。普通に食べたほうは肌つやが悪く、白髪も目立っていたのです。

腹八分目がいいのはわかっているのに、食べ始めると止まらないという方は非常に多いと思います。そんなときは背伸びの登場です。

本書ですでに触れていることですが、背伸びには骨盤をしめて下垂した胃を引き上げる働きがあります。また、異常な食欲を抑える作用もあります。このことで自然と腹八分目の食生活が身についてきます。

何度も繰り返しになりますが、重要な「モナリザの仮説」についておさらいをします。

これは肥満者では交感神経の活動度が低下している結果、レプチンに対する反応不全を引き起こし、満腹中枢が刺激されないため、過食を引き起こすということでしたが、背伸びによる交感神経の活性化はこの問題をも解決してくれるのです。

冷えは肥満の元

古くから「冷えは万病の元」と言われるように、冷えは頭痛、肩こり、体のだるさ、免疫力の低下、胃腸不良などのさまざまな症状を引き起こしますが、それだけでは済まないのです。冷えは肥満の重大な原因だったのです。

「冷えと肥満」、この両者には何の関係もないように思われますが、冷えは肥満を引き起こす大きな犯人だったのです。

体が冷えると血行が悪くなって内臓の働きが鈍り、全身の代謝機能が悪くなっていきます。その結果、基礎代謝量も低下して摂取したカロリーがエネルギーとして燃焼されにくくなり、余ったカロリーが脂肪に変わって体に蓄積されてしまうのです。いわゆる「冷え太り」という現象を引き起こしてしまうのです。

理論上では、体が冷えて体温が一度下がると基礎代謝量は一二パーセントも下がってしまいます。つまり同じカロリーを摂取しても体の冷えている人はそうでない人に比べて、非常に太りやすくなってしまうということなのです。しかも代謝機能が低下するということは、体外に排出されるはずの水分も滞ってしまい、むくみとなって現われます。

体がむくむことで太って見えるというだけではなく、さらにたまった水が体をますます冷やしてどんどん太りやすくなっていくという悪循環にも陥ってしまいます。

きれいに痩せるためには、まずは冷えをとって温かい体をつくることが大切です。代謝機能がアップすることによって、とりすぎたカロリーはエネルギーとして燃焼され、余分にたまった水分も体外に排出されやすくなるので、自然に痩せられるというわけなのです。

「水分をたくさんとって老廃物を流して体をきれいにする」と頑張っている女性などをよく見かけますが、水分は体を冷やすもとになるのです。

ですから、水分のとりすぎは体にとって、よくないことなのです。水分をとるにしても、せめて常温でとるようにしてください。ダイエットに冷たい水分は厳禁なのです。

背伸びで冷えを治す

前述しましたが、下がり続ける日本人の体温と免疫力はもちろん、冷えと肥満の問題に関しても背伸びが有効なのです。熱調整も自律神経が関与していますから、背伸びによって自律神経機能が活性化されますし、筋力もしなやかなよい筋肉に変わっていくため体温もゆっくりと上がってきます。

ぜひ、背伸びが終わった後の体の芯から温まる感じを実感してください。そして、体温上昇、免疫力の向上を目指してください。

三つ目の元気で長生きのアドバイスは「笑う門には福来る」です。

笑うことが健康によいというのは何となく理解できると思いますが、最近ではこの事実が広く認知されるようになってきました。

笑いの効用

日本医師会が発行している日医ニュース「健康ぷらざ」という定期刊行物があります。健康に暮らすためのちょっとしたヒントが載《の》っているもので、よく院内掲示されているので見かけたことがあると思います。

二〇〇七年二月号で「楽しい笑いは副作用のない薬」と題して、その中で「楽しく笑うと、心がすっきりして元気になる」と書かれています。笑いの効果効用は決して気のせいではなく、科学的に実証されているのです。人間だけに備わっているこの楽しい笑いを大いに活用しようと、日本医師会が発表したのです。

これは今までの「健康ぷらざ」の内容と比べると、画期的なものでした。

「耳が遠い　高齢者の難聴について」

「気がついたらまず受診を　中高年の血尿」

「経過をよく観察　なかなか止まらない咳」

日医ニュース

健康ぷらざ

No.237　　企画：日本医師会

楽しい笑いは副作用のない薬

「楽しく笑うと、心がすっきりして元気になる」

心と身体に密接な関連があることは、
皆さんも日頃よく経験しておられることでしょう。
女性の関節リウマチ患者の方々に落語を1時間聞いてもらったところ、
関節の炎症を悪化させる物質のインターロイキン-6とストレスホルモンの
コルチゾール値が、聞く前に比べて大きく減っていることが確認されました。
その他かに神経・内分泌・免疫系の異常を正すことも確認されています。
笑いの効用は決して〝気のせい〟ではなく、科学的に実証されているのです。
人間だけに備わっているこの「楽しい笑い」を、大いに活用しましょう。

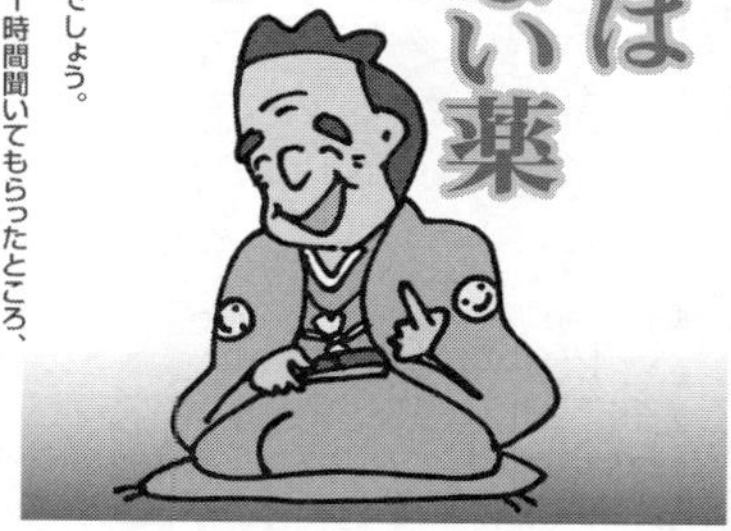

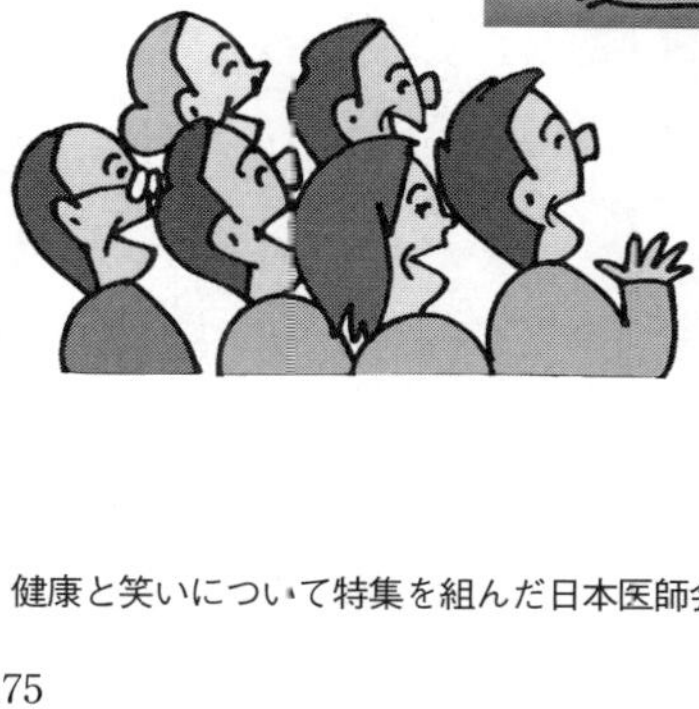

健康と笑いについて特集を組んだ日本医師会が発行している「健康ぷらざ」

など、今までは病気の早期発見、早期治療に関することがほとんどだったので、笑いを正面から取り上げたことは初めてでした。

笑うことの効用として、「免疫力アップ」「血圧の低下、肩こり、頭痛の軽減」「リウマチなどの痛みの軽減」「血糖値の改善」など、さまざまな効用が科学データとともに発表されています。他にもアトピー性皮膚炎などのアレルギーを改善する力や脳血流を増加させて認知症の発症を予防する働きなども知られていて、その値段の安さと副作用がないということが一番の魅力です（これは背伸びにもつながる点です）。

笑いと背伸び＝最強タッグ結成

米テネシー州のナッシュビルにあるバンデビル大学の「生物栄養学研究所」所長のマイケル・ブコウイスキー博士らは、笑いによるダイエット効果について欧州肥満会議で発表しました。

四五組の友人同士のペアを密閉された一室に入れ、「自然な状態で起きる笑い」をつくるため、被験者たちには研究目的を告げずに、話したり動いたりしないように指示をしておきました。

次に五本のコメディをスクリーンに映し、その間の笑い、鼓動、呼吸、酸素や炭酸ガスの値などを測定し、「笑い」のカロリー消費量を算出したのです。

この結果、笑っているときの被験者たちの消費カロリーは、平常時より二〇パーセント増加していることがわかりました。もし、一日に一〇～一五分笑うと仮定すると、一日五〇キロカロリー余計消費したことになり、一年間で二キロ体重が減ることが期待されるそうです。

つまり、背伸びをするときも、笑いながら背伸びをしたほうがダイエット効果も高まることが期待されています。

ちなみに免疫学的にはがんとアトピーはまったく正反対の状態で、がんは免疫力低下、アトピーは免疫力が強すぎる状態だと考えられています。下がったものは引き上げて、強すぎるものは抑える。

このような作用をする薬は存在しません。薬というのは抑制するか、促進するかどちらか一方の作用しかなく、しかも副作用がつき物です。

副作用もなくて免疫力を調整する働きをする、やはり笑いという薬はただものではありません。

笑いと同じように、背伸びにも自律神経機能を上手に調整する働きがあると考えられます。

そういう点で笑いと背伸びは、「最強のタッグ」かもしれません。

背伸びダイエットに取り組んでいるうちにきっと、違う体質の自分が誕生してきていることにだんだん気づかれるはずです。

この「変わってきている」というのが、気持ちいいのです。息をしていても気持ちがいい。寝て起きても気持ちがいい。後ろを振り向いても気持ちがいい。何をしても快調なのです。本当に気持ちのいい毎日になるのです。

第7章　安保《あぼ》徹《とおる》との背伸び対談

「背伸びダイエットは、自律神経の働きを改善する
ことにより優れた健康法にもなるのです」 佐藤 万成

「背伸びとあくびは、今日も一日元気で頑張るぞ
という本能の行動なのです」 安保 徹

私の大学院時代の恩師で、国際的な免疫学の権威でもあり、書籍『免疫革命』がベストセラーにもなった新潟大学大学院医歯学総合研究科の安保徹教授と「背伸びと健康」について、対談しました。
お酒好きな二人が地元産の赤ワインを交えて健康談義に花を咲かせました。

切っても切れない背伸びと自律神経の関係

安保　私は今まで数多くの研究生を指導して論文をまとめて博士号をとらせてきたのだけど、佐藤先生が研究生として私の教室にやってきたのは新潟に来てから二年目でした。早いものであれから一七年も経つのですね。
まさに光陰矢の如し。お互いまだ若かったですね。佐藤先生の論文はいまだに教室の歴史で一番国際的にも評価の高い内容ですね。

佐藤　私が大学院で先生のところでお世話になったのが一九九一年五月からですので、まだ二七歳のときです。若いゆえに怖いもの知らずで体力もあり、本当に朝早くから真夜中まで研究に没頭していたのが、つい昨日のことのようです。

先生の指導のおかげで、私の論文は『The Journal of Experimental Medicine』という免疫学の最高峰の雑誌に掲載されました。さらに一九九六年、米国サンフランシスコで行なわれた第九回国際免疫学会でも講演発表の機会を得るという、貴重な仕事をさせていただきました。

私はあまり緊張しないほうで英語にも自信があるので、発表もその後の質疑応答も全然平気だと思っていたのです。ところが、終了した後に突然、胃が痛くなったのです。緊張で胃が痛くなるなんて後にも先にもあのときだけでした。

安保 佐藤先生でも緊張なんてするのですね。私の教室で研究していた四年間も、みんな温厚そうなドクターの中で、ひとり目付きが鋭くて怖そうで話しかけづらかったですよ。でも、国際学会でも、教室に外国のお客さんが来たときにも、先生の英語があんまり流暢《りゅうちょう》なのでびっくりしましたよ。私なんか七年間米国に留学していても青森訛《なま》りの英語なのに。

佐藤 私の外来にも、安保先生の大ファンの方がたくさん通院されていて、そのうちのひとりの方が前に先生と偶然お会いして恐る恐る話しかけたら、気さくにお話ししてくださって大変喜んでました。

「安保先生はあの青森訛りがたまらなくいいのですよ」って言ってましたよ。

ところで安保先生、じつは私このたび『背伸びダイエット』という本を出版することになったのですが、背伸びとダイエット、あるいは健康について先生はどう思われますか？

安保　背伸びの話をするには、自律神経の話は避けて通れませんね。自律神経は一言でいうと、内臓、血管などの働きをコントロールし、体内の環境を整える神経です。自律神経に支配されているのは、すべての内臓、全身の血管や分泌腺です。

運動神経と違って、私たちの意思とは関係なく独立して働いているので、内臓や血管を私たちの意志で自由に動かすことはできませ

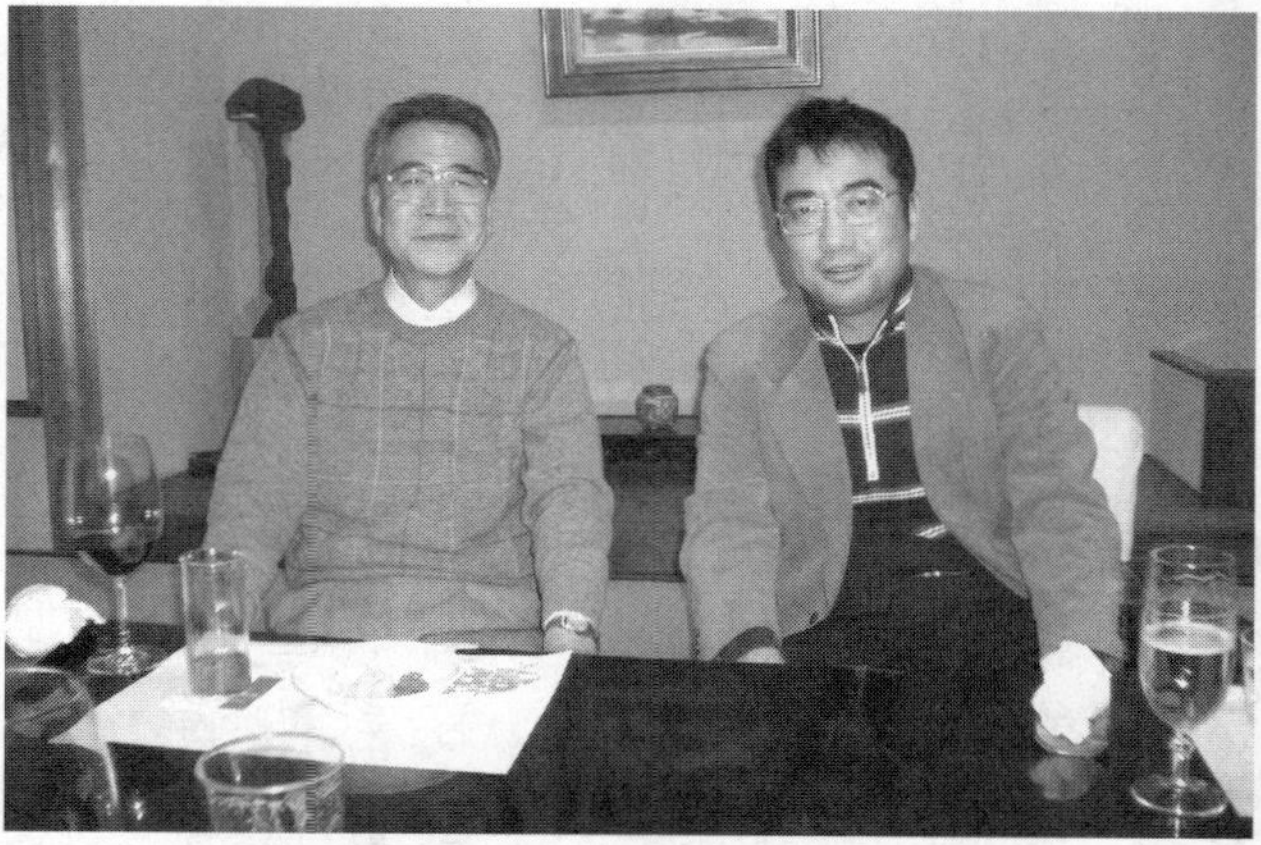

新潟大学医学部時代の師弟で背伸びの効用について語り合う。免疫学の第一人者、安保徹教授（左）と著者の佐藤万成医師。

ん。反対に、意識しなくても呼吸をしたり、食べたものを消化するため胃を動かしたり、体温を維持するため汗をかいたりするのは、自律神経があるからです。

佐藤　私たちから完全に自立した神経というわけですね。自律神経はすなわち自立神経であると。

安保　その自律神経には、交感神経(起きているときの神経・緊張しているときの神経)と副交感神経(寝ているときの神経・リラックスしているときの神経)がありますよね。この二つは、一つの器官に対して互いに相反する働きをしています。

佐藤　交感神経、副交感神経の名前くらいは誰でも聞いたことがあると思いますが、働きまではなかなかわからないですよね。

やはりストレスは大敵！

安保　例えば、交感神経が血管を収縮させたり、心臓の拍動を増加させるのに対し、副交感神経は血管を拡張させ、心臓の拍動を制御します。子供が眠たくなると、手が温かくなるのは、交感神経優位から副交感神経優位へ切り替わるからです。

佐藤　頭へ血液がいかないで手先に移動するからですね。食べたあと眠くなるのも胃腸へ血液が多く流れるからですよね。

安保　そのとおり。ところで、ニューロン（神経細胞）が集まって塊状《かい》をなしている部分は神経節と呼ばれ、それぞれの神経領域の臓器や血管の働きや分泌の調整を制御する役割を果たしています。首には喉ぼとけの少し下の所にある星状神経節をはじめとして自律神経の中継所がたくさんあります。首や肩が凝《こ》ったり、猫背など姿勢が悪くなってくるとこの星状神経節が圧迫され、自律神経失調症の症状が出る場合があります。その他にも腰などにも背骨に沿って自律神経節がいくつかあります。背伸びによって姿勢がよくなると、首や腰の神経節への圧迫がとれて自律神経の働きがよくなってくると、考えられますね。

佐藤　先生は、自律神経のバランスが崩れることによって免疫力が低下して発病し、自律神経のバランスを整えることで免疫力を高めて病気を治すことができるという有名な「福田―安保理論」を発表され、一大センセーションを巻き起こしましたからね。

病気は自律神経のバランスの乱れから引き起こされ、なかでもストレスが大敵だ、と。そのなかで今おっしゃったように背伸びによって首や腰の神経節への圧迫がとれて自律神経の働きがよくなってくるとやはり体にとっては大変プラスに働く、と。

安保　それは、疑いようのないことでしょう。猫背の人や、パソコンなどのデスクワークで前かがみの姿勢をずっと続けていると、首の自律神経の中枢センターが圧迫を受けてしまう。

結果として血流障害、さらにはむくみ、肥満につながり、さらに血流障害は活性酸素という破壊兵器を大量に生産します。活性酸素は組織破壊を起こし、それが慢性化すると、がんや炎症性の疾患、糖尿病、動脈硬化など、さまざまな病気の発症につながり、老化も促進すると考えられています。

佐藤　なるほど。姿勢の悪さが肥満、そして病気、さらに老化まで促進してしまう恐ろしいメカニズムがよく理解できました。すると姿勢を正す、すなわち背伸びをすることで自律神経の圧迫が解除され、病気になりにくい、太りにくい素晴らしい体に作り変えることができるというわけですね。

しかもアンチエイジングにも効果がありそうですね。実際、背筋が伸びている人はいつまでも若々しいですが、猫背の人は老けて見えますね。

安保　人間が一番病気になるのは、じつは明け方なのです。この時間帯に体温は最低に下がり、基礎代謝量も最低値となっています。一番免疫力が低下しているのもこの時間帯なのです。そこで、睡眠から目覚めた我々は背伸びとあくびをするのです。背伸びによって熱産生を引き起こし、基礎代謝量を再び高めていきます。

それからあくびは深呼吸の役目です。肺の中から老廃物を送り出して新陳代謝を高め始めます。背伸びとあくびは、今日も一日元気で頑張るぞという本能の行動なのです。

佐藤　背伸びダイエットでは、背伸びと深呼吸を組み合わせるのですが、まさに寝起きの背伸びとあくびは、私が提唱する朝のウォーミングアップの背伸びに相当するのですね。

一番の長寿はお坊さん

安保　朝起きての背伸びとあくびは毎日自然にやっているし、私も論文や原稿を書くことが多く、意識して背伸びで疲れをとるようにしていますね。私はよく、病気になるのはストレスと冷えが原因だと本に書いたり、講演で話したりします。

ストレスと冷えはそのまま肥満にもつながるのですが、背伸びは冷えにもストレスにも効果がありそうですね。冷えとストレスの克服はイコール、ダイエットの成功にもプラスに働きますしね。背伸びダイエットがぜひ大ブレークするといいですね。

佐藤　背伸びダイエットは安保先生のおっしゃるように簡単で効果的なダイエット法であるとともに、自律神経の働きを改善することにより優れた健康法にもなるのです。実際に背伸びダイエットのうれしい副作用で体調がよくなられた方が多いのですよ。

面白いデータがありまして、職業別で一番長生きなのは実はお坊さんなのです。その理由として質素な食生活もクローズアップされてはいますが、修行で姿勢を正しくしていることも関係していると考えられています。常に背伸び状態ですからね。

安保 だいたい、健康で自信に満ち溢れている人は胸を張って堂々としているので姿勢もいい。逆に病気がちで精神的にも元気のない人はうつむきがちで、ますます姿勢も悪くなるのです。まさに姿勢の悪循環ですね。

佐藤 姿勢のきれいな太った人って、見たことないですよね？ 私が考え出した背伸びダイエットは医学的に見ても十分説得力があると考えています。安保先生も背伸びダイエット、いかがですか？

安保 私は、ダイエットは必要ないけど、ダイエットの相談を受けたら佐藤先生の背伸びダイエットを紹介することにするよ。背伸びはいつでもどこでも手軽にできて、しかもお金もまったくかからない、副作用もなくて、健康にもなれるね。

私も健康法として背伸びを意識してみるよ。しかし、「背伸び健康法」、「背伸びダイエット」。これはすごい発見だね。敬意を表して佐藤先生を私の健康理論の後継者に指名することにしよう。

佐藤　いやぁ、安保先生。私にはまだ先生のように幅広い健康理論で活躍をするには荷が重すぎますので勘弁してください。これからは背伸びダイエットが末永く皆様の健康生活にお役立ていただけるように頑張りますので、今後ともご指導のほどよろしくお願いいたします。

あとがき

本書を執筆するに当たって、さまざまなダイエット法について、いろいろな角度から検証しました。

結論として、背伸びがダイエットに結びつくのは疑いようのない事実であることがわかりました、そして間違いなく本書は、数多くあるダイエット本の中でもきわめてシンプルでわかりやすい内容であると自負しています。

医師の書いているダイエット本の中には、「なるべく素人の方にもわかりやすく書いてみました」という本もありますが、同業の私が読んでもやはり難しい内容が多いのが実状です。我々にとって「イロハ」でも、一般の方にとってはやはり難しい専門書なのです。

先日も独立行政法人「国立国語研究所」が、難解な医療用語について、患者さんにわかるような言い換えを検討して、よく現場で使われているのに誤解されがちな五七の用語の言い換え案をまとめ、中間報告として公表していました。

例えば「セカンドオピニオン」は「別の医師の意見」、「寛解」を「症状が落ち着いて安定した状態」と言い換える。腫瘍《しゅよう》マーカーを「がんがあるかどうかの目安になる検査の値」として、わかりやすい説明を加えています。「メタボリックシンドローム」は「内臓の脂肪がたまって、病気を引き起こす状態」となるようですが、これはかえってわかりにくくなっているような気がします。

それから骨盤歪み矯正など、整体師さんが書かれた本は、やり方がイラストや写真で示されていても、実際にチャレンジしようにも難しすぎて、医師の私が読んでも理解できないものが多いというのが本音です。

バナナダイエットをはじめとする食事・サプリメント系のダイエット法は、すぐに飽きて続けることができません。

人間の三大本能は食欲・性欲・睡眠欲です。美味しいものをたくさん食べて、楽をしてぐっすり寝て痩せる。そういうダイエットでなければ続きません。私自身もあるサプリメントを飲み始めても、三日もすると飽きてしまって、すぐにそのサプリメントのことを忘れてしまいます。

「背伸びダイエット」は、いろいろな理由でダイエットがうまくできない人のために編み出されたお手軽なダイエット法です。キーワードは本文中でも紹介した「安・近・短」です。

背伸びダイエットが呼吸をするのと同じくらい、いつの間にか日常のひとつとなってくるのです。

この本はダイエット本の「ピカ新」だと思います。「ピカ新」という言葉、皆さんは聞きなれないと思いますが、我々医療業界では「ピカピカの新薬」が縮まって「ピカ新」と呼ばれるようになりました。いわゆる「画期的新薬」のことを言います。

新医薬品の中でも、特に新規性・有用性の高い医薬品で、従来の治療体系を大幅に変えるような画期的な新医薬品、これまでなかったタイプの独創的新医薬品の俗称です。この「ピカ新」のダイエット本がやがて当たり前のこととして、皆さんがいつでもどこでも気軽に背伸びをしている。そういう光景がやがて日常になることでしょう。

継続は力なり。背伸びを続けることによって、たんにダイエットだけにとどまらず、肩こり・頭痛・めまい・便秘などの血流不全からくるいろいろな症状の改善をもたらしてくれます。これは背伸びダイエットを経験された方の共通の感想です。

さらに、毎年のようにかかっていた風邪などにかかりづらくなって、医療費などの出費が減るためにお金が貯まるといった副作用が多数報告されています。

今までのダイエット法が可処分所得の確実な低下をもたらしていたのとは、明らかに様相が異なります。そうなのです、免疫力のアップがもたらされるのです。おそらく、がんなどに対する免疫力も同様なのではないでしょうか。これについては免疫学の権威である安保徹教授も、同様の意見でした。

そして、乱れがちな自律神経のバランスを整えてくれるので、更年期障害や自律神経失調症などにも効果が期待されます。現代人は冷えやストレス、栄養バランスの乱れなどで自律神経バランスに問題のある方が多いのです。背伸びをすることでこの問題まで解決してしまうのです。

それから、ダイエットというと必ず何キロ痩せたかと体重減少ばかりが固定観念としてあります。しかし、本文でも触れていますが、ダイエットで一番重要なのは体脂肪であって、体重ではありません。

正しいダイエットに成功すると脂肪が燃えてムキムキでない、しなやかな筋肉がついてきます。筋肉は重く脂肪は軽いので、体重ばかり気にしていると健康なダイエットにはつながりません。健診で肥満度の指標とされているBMIにもとらわれすぎるのは感心しません。

いきなりですが、私の大好きな「元気があれば何でもできる」のアントニオ猪木さん。彼が作った新日本プロレスの現チャンピオンの棚橋弘至選手はイケメンで素晴らしい肉体美で女性にモテモテです。公式サイトによると彼は身長一八一センチ、体重一〇一キロとあります。

計算するとBMIは一〇一÷(一・八一×一・八一)＝三〇・八で健康診断の結果表には「BMIが三〇を超えています。肥満症です。運動に取り組みましょう」と書かれてくるはずです。しかし、どう見ても彼にはこれ以上運動は必要ないと思います。

ダイエットの効果は体脂肪で測るか、体脂肪が測れない人は体が軽くなったとか、ベルトの穴が縮まったとかの体感で見るようにしましょう。ダイエット＝体重減少ではないのです。

「背伸びダイエット」に取り組んで約三年が経ちました。多くの方が、そして私自身が背伸びの持つ驚くべき効果の数々を目《ま》の当たりにして驚いています。人間の持つ自然治癒力に改めて感服するとともに、ただただ脱帽するばかりです。

読者の皆さんもぜひこの素晴らしい「背伸びダイエット」で健康という幸せを手に入れてください。

★読者のみなさまにお願い

この本をお読みになって、どんな感想をお持ちでしょうか。次ページの「100字書評」(原稿用紙)にご記入のうえ、ページを切りとり、左記編集部までお送りいただけたらありがたく存じます。今後の企画の参考にさせていただきます。また、電子メールでも結構です。

お寄せいただいた「100字書評」は、ご了解のうえ新聞・雑誌などを通じて紹介させていただくこともあります。採用の場合は、特製図書カードを差しあげます。

なお、ご記入のお名前、ご住所、ご連絡先等は、書評紹介の事前了解、謝礼のお届け以外の目的で利用することはありません。また、それらの情報を六カ月を超えて保管することもありません。

〒一〇一—八七〇一　東京都千代田区神田神保町三—六—五　九段尚学ビル
祥伝社　書籍出版部　祥伝社新書編集部
電話〇三(三二六五)二三一〇　E-Mail : shinsho@shodensha.co.jp

キリトリ線

★本書の購入動機(新聞名か雑誌名、あるいは○をつけてください)

＿＿＿新聞の広告を見て	＿＿＿誌の広告を見て	＿＿＿新聞の書評を見て	＿＿＿誌の書評を見て	書店で見かけて	知人のすすめで

★100字書評……医者がすすめる　背伸びダイエット

名前
住所
年齢
職業

佐藤万成　さとう・かずなり

1964年生まれ。新潟大学医学部卒業。同大学第三内科入局後、同大学大学院医学研究科修了。消化器肝臓病免疫の研究で医学博士号取得。2000年、新潟市内で「さとう内科・青山クリニック」を開業。ダイエット外来を設けて肥満症の治療にも取り組んでいる。2004年明倫短期大学客員教授に就任。地域医療に従事する傍ら「遅老遅死」を提唱し、執筆活動を展開している。『遅老遅死のススメ　免疫力をつければ老化は防げる』などの著書がある。

医者《いしゃ》がすすめる　背伸《せの》びダイエット

佐藤万成《さとうかずなり》

2009年6月5日　初版第1刷発行

発行者……………竹内和芳
発行所……………祥伝社しょうでんしゃ
〒101-8701　東京都千代田区神田神保町3-6-5
電話　03(3265)2081(販売部)
電話　03(3265)2310(編集部)
電話　03(3265)3622(業務部)
ホームページ　http://www.shodensha.co.jp/

装丁者……………盛川和洋
印刷所……………堀内印刷
製本所……………ナショナル製本

Printed in Japan　ISBN978-4-396-11162-5　C0247